愛着障害の克服

「愛着アプローチ」で、人は変われる

岡田尊司

光文社新書

はじめに

人生を左右する「愛着」の問題

人が抱える悩みはさまざまである。うつ、不安・緊張、対人関係の問題、依存症、過食、気分の波、不注意、育児の悩み、恋愛問題、不倫、離婚、非婚、セックスレス、ＤＶや夫婦関係の悩み、心の傷、子どもの不登校、ひきこもり、発達の課題、非行……。

ところが、これらすべてに共通する原因となり得る問題として、その関連が指摘されているものがある。それが「不安定な愛着」である。

愛着とは、母親との関係によって、その基礎が作られる絆《きずな》だが、それは他の人との関係に適用され、また修正されていく。愛着は対人関係の土台となるだけでなく、安心感の土台となって、その人を守っている。

愛着というメカニズムの正体は、オキシトシンというホルモンによって支えられた仕組みである。オキシトシンは、脳の中では神経伝達物質のように働いている。安定した愛着は安心感を高め、人とのふれあいに喜びを生み出すため、育児や夫婦関係のような親密なかかわりを維持するとともに、幸福と社会性の源ともなっている。

愛着が安定している人は、他の点で不利なことがあっても、それを撥《は》ね除《の》けて、幸福や安定した生活を手に入れやすい。しかし、不幸にして不安定な愛着しか育《はぐく》めなかった人は、安心感においても、対人関係や社会適応においても、生きづらさを抱えやすい。

あなた自身が生きづらさを抱えている場合はもちろん、あなたが周囲の人との関係で苦しさや悩みを感じているという場合、そこには不安定な愛着の問題が、しばしばひそんでいる。愛着は、後天的に身につけたものであるにもかかわらず、まるで生まれもった遺伝子のように、その人の行動や情緒的な反応、ストレスへの耐性など、人格の重要な部分を左右し、結果的に人生さえも左右する。

ただ、幸いなことに、遺伝子とは違って、愛着は、ある程度可塑性《かそせい》をもつ。成人した後でさえ、不安定だった愛着が安定したものに変化することもあるし、その逆の場合もある。愛着が、幸福や社会適応に極めて重要だとすると、愛着が安定したものとなることは、人生を幸運なものにも不運なものにもする重大な決定要因だといえる。

絶体絶命のピンチから生まれた逆転の手法——医療少年院での経験から

筆者は、医療少年院での二十年にわたる臨床の中で、愛着というものの働きの重要性に改めて気づかされた。医療少年院に連れてこられた子どもたちは、大部分が深刻な愛着障害を抱えていたのだが、治療や回復を困難にする原因も、まさにその点だったからである。

しかし、非常に回復が困難なケースの中でも、ときに劇的な改善が見られ、立ち直っていくケースもあった。それらのケースでは何が起きているのか。そこに回復のヒントがあるのではないか——。

それは、傷つき、きわめて不安定になった愛着が、どのように安定を回復することができるのかという疑問への答えを探すことでもあった。

その中で確信するようになったのが、不安定な愛着の改善こそが、根本的な問題の改善にかかわる最も重要な回復因子だということである。そして、医療少年院に連れてこられるような悲惨な境遇——家庭の崩壊、虐待、病気、発達の障害、薬物依存など、いくつもの悪条件が重なったケース――でも、愛着が安定する方向にうまく働きかけることができると、改善と立ち直りのチャンスが生まれるということであった。

冒頭に羅列《られつ》した、われわれを取り巻く悩みの数々を、もう一度思い出してほしい。うつや気分の障害、不安障害、さまざまな依存症、発達の問題、対人関係の問題、結婚や夫婦関係の悩み、ひきこもりなど、現代社会にあふれる精神的な悩みの多くに、愛着の問題が関係しているという事実。これらの多くは、薬による治療ではうまくいかない問題でもあり、多くの人を悩ませ、専門家でさえも手を焼いている難題ばかりだといえる。

医療少年院で筆者が出会ったような、きわめて症状が複雑で、通常の治療では回復困難なケースも、愛着の部分に働きかけることによって改善できるとしたら、社会にあふれているもっと一般的なケース、もう少し軽症で、境遇もそれほど悲惨ではなく、利用できる社会資源にも恵まれているケースでは、愛着の部分にアプローチすることによって、もっと容易に、大きな改善や根本的な回復が得られるのではないのか。

「愛着アプローチ」と呼ぶ方法が生まれたのは、そうした経緯からであった。

「愛着アプローチ」による劇的な回復

　とはいえ、最初は、この愛着アプローチにそこまで大きな期待があったわけではない。特殊な施設内でのケースと一般社会でのケースという、セッティングの違いもある。同じ原理がすっかりそのまま当てはまらないのではという危惧《きぐ》もあった。

　それゆえ当初は、従来の医学モデルに沿った治療をするケースと、愛着へのアプローチをおこなうケースが併存することになった。

　ところが、時間がたつにつれてわかったことは、医学モデルに沿った通常の治療をするケースよりも、愛着に焦点化した対応をしたケースの方が、ずっと改善が良いということだった。

　その顕著な違いは、境界性パーソナリティ障害の治療において見られた。本人を医学モデルに沿って診察し、治療する場合と、本人の診察よりも、家族への働きかけを中心におこなったケースとを比べると、後者の方が改善が良いという傾向が見られたのである。本人をどれだけ診《み》たかよりも、家族をどれだけ診て、どれだけ働きかけをおこなったかの方が、改善に重要だったのである。

　そうしたことを踏まえ、今では、とくに愛着に深刻な課題が認められるケースでは、愛着にフォーカスしたアプローチを一層重視するようになっており、また提携しているカウンセリングセンターのカウンセラーと連携し、本人のみならず家族への働きかけを、十分時間をかけておこなうようにしている。これまで医学モデルによるアプローチをおこなってきたもののの、壁にぶつかってしまったケースでも、愛着という観点からもう一度見直し、アプローチし直すことで、ブレークスルーが起きるということも数多く経験している。

愛着の安定化は人を脅威や不安から守り、幸福や健康を保証する

本書は、精神医療や心理療法に携《たずさ》わっている方にとっては、愛着という新しい切り口を導入することで、困難なケースであっても動かしていけることを学ぶのに役立てていただけるだろう。

だが、それ以上に本書を読んでいただきたいのは、一般の方である。というのも、愛着の問題は、特別な患者さんの問題というよりも、今や一般人口の何割かが抱えている問題であり、親や子ども、夫婦の関係を考えていく際に、必ずかかわってくるハードルだからである。

愛着は、人を脅威や不安から守り、安心と幸福を保証するための仕組みである。絶えず不安や脅威を感じていて、あまり幸福でないと思っている人も、また、人生を今よりもっと喜びや幸福に満ちたものとしたいと思っている人も、愛着という不思議な仕組みについて知り、

そしてそれを活性化し、安定化するための方法を学ぶことは、じつは世の中のどんな知識にも増して重要なことに思える。

ご自身の問題を乗り越えていく場合にも、また、ぎくしゃくした関係にある家族や、付き合いにくいと感じている存在とうまくやっていくためにも、愛着を安定化させたり、その傷を修復するアプローチについて学ぶことは、指針やヒントになるはずである。

本書で述べた方法は、机上の理論ではなく、実際に生きるか死ぬかの状況にまで追い詰められたケースを、窮地《きゅうち》から救い出し、見事な回復を遂《と》げさせるのに役立ってきたものである。それは、単なる知識というよりも、技術や極意のようなものであり、頭で知っただけではすぐに実践できるものではない。

たとえて言うならば、飛行機の操縦について書かれた教科書だと思っていただければよい。知識として知るだけでは、いくら頭で知っていても、上手に操縦することはできない。しかし、知識がなくては話にならない。さらに、知識に加えて、練習を積んでいく必要がある。本書を何度も読み返し、実際の場面に生かそうとする中で、少しずつ体得されるに違いない。

なお本書には、数多くの具体例が登場するが、そのうち一般人のケースは、実際のケースをヒントに再構成したもので、特定のケースとは無関係であることをお断りしておく。

愛着障害の克服　目次

うつ病と診断され薬を飲み続けるが、治らない──ケース②／「症状」は、真の問題ではない／未解決な愛着の傷──責められ、否定されて育つ／何年にもわたって症状が続く理由／その「うつ病」は、本当にうつ病なのか／診断と治療の関係が逆転──医者は「症状」を治したいと思う／薬の効果の多くも、愛着システムを介している／「手当て」と「暗示」による奇跡的な回復／医学モデルの罪──「患者役」を押し付けられる子どもたち／抜毛癖の小学生──ケース③／情愛的結びつきが希薄で、干渉と支配の中で育つ／子どもが嘘をつく理由／多動や衝動性の裏に、愛着の問題あり／虚言癖ではなく、「叱りすぎ病」「愛情不足病」／医学モデルの死角──本当の原因を隠す巧妙なトリック／外因でも内因でもない、身近な存在という撹乱因子／教師、夫、上司──信頼すべき存在が愛着を傷つける／虐待は身近に──家庭は「押し付け」と「評価」の収容所／「病気」という仮構／医学モデルには効用もある／診断のもつ力──「困った人」から共感と配慮へ／厄介なケースほど、愛着モデルが有効／寂しくて泣いている子に、薬を飲ませるか

第6章　愛着タイプに応じた対処　219

第1章　なぜ、愛着なのか

回復しないケースと、するケース――違いは何か？

なぜ、愛着という視点を取り上げて、そこに注目するのか。

わかりにくい人間関係の綾《あや》や、予想とは正反対に動く理解しがたい心理的現象も、愛着というメカニズムで考えると、すんなり理解できることが多いということもあるが、それ以上に、愛着が重要だと考える理由は、愛着の部分にアプローチすることで、他のアプローチではどうすることもできない、きわめて改善が難しいようなケースでも、劇的ともいえる改善を得ることができるからだ。

そのことを私が学んだのは、医療少年院での臨床経験からであった。

医療少年院には、不遇な環境で育ち、病や障害を抱え、その上、非行や罪を犯してしまったという二重、三重の悲劇を背負った子どもたちが、その小さな施設に全国から集められていた。一筋縄ではいかない、治療困難なケースばかりだといえる。

実際そこでは、薬の治療で治るような単純なケースは稀《まれ》にしかない。例外は、統合失調症のような精神病のケースで、こうしたケースでは、薬を飲むことで症状が劇的に改善し、安定する。幻覚や妄想に操《あやつ》られて、火をつけたり、人を殺《あや》めてしまったりしたケースでも、薬が奏効すると、別人のように穏やかな人物に戻る。きちんと薬を飲んで、病気の再発を防ぐことができれば、再犯にいたることもまずない。

ところが、大部分のケースは、こんなふうに簡単にはいかない。まず、子ども自身が、虐待されて育っていることがほとんどで、また一見普通の家庭で育っているように見える場合でも、本人の気持ちとは無関係に親の期待を押し付けられたり、支配され、心理的な虐待を受けているようなケースが多かった。

その結果、ほとんど全員が深刻な愛着障害を抱えていた。

それだけではなかった。親からありのままの自分を認めてもらえなかった上に、学校でもいじめや嘲笑《ちょうしょう》を受けたり、信じていた人に裏切られたり、レイプされたり、覚醒剤を打たれたりして、ボロボロに傷ついていた。二重、三重に心の傷を抱え、おまけに厄介《やっかい》な薬物依存やその後遺症を抱えていることも少なくなかった。

こちらが助けになろうとしても、とたんに拒否されてしまうのが普通だった。何度も傷つけられ、ぶ厚い鎧《よろい》で覆ってしまったその心を、そう簡単に開こうとはしなかった。苦労して心を開き、手厚く医療や教育を施《ほどこ》したつもりでも、社会に帰ると元の木阿弥《もくあみ》で、再犯や再非行にいたってしまうケースも少なくなかった。

そのことに虚《むな》しさを覚えることもあった。「同じ間違いは、くり返しません」と誓いを立てて帰っていったはずなのに、なぜ、すぐまた同じ失敗をくり返してしまうのか。結局、回復していなかったのか。回復したかに見えたのは、まやかしだったのか——。そんな疑問にとらわれることもあった。

だが、その一方で、回復は絶望的かと思われるようなケースでも、しっかりと立ち直り、再犯することなく、社会復帰を遂げるケースもあった。

回復を遂げるか、遂げないか、運命を分けるカギは、いったい何なのか。

傷ついた少女を土壇場で変えたのは——ケース①

印象深い一つのケースを取り上げたい。

十七歳の少女だった。最初の印象は、とても落ち着いているなということだった。ただ、それはうわべだけの落ち着きで、一方で、心を開いていないなということが感じられた。

それもそのはずだった。彼女は、自分の彼氏でもある覚醒剤の密売人の男の罪を、一人で背負って、少年院にやってきたのである。

そつなく期間を終えて、早く社会に帰り、彼と再び暮らすこと。そのことだけが、彼女の希望であり、それを実現するために、計算ずくで行動していたのだ。非の打ち所のない模範少女を演じ、更生したことを認めてもらえば、早く社会に戻れる。ただその一心だったのだ。

ところが、彼女の計画がガラガラと崩れる事態が起きる。自らが罪をかぶって守ってやったはずの男が、人身事故を起こし、しかも薬物使用も疑われたため、逮捕されたのだ。男には前科があったため、少なくとも五年の量刑がつきそうだと、男本人が手紙で知らせてきた。少女は「バカ、バカ、バカ」と男のことを罵《ののし》りながら、泣き崩れた。だが、いくら泣いても事態は変わらない。どれだけ真面目に頑張ったところで、帰っても彼はいない。しかも、五年も。それは彼女にとっては果てしなく長い時間であり、とてもそんなに長い間、一人では生きられないと思った。

少女の生活は急に崩れ始め、自暴自棄になった。そして、まったく別人のような面を見せ始めたのだ。生きていても意味がない、早く死にたいと、自殺企図をくり返し、遠くから面会にやってきた両親にも会うことを拒《こば》み続け、ようやく面会に応じたと思ったら、こんどは「自分の葬式には、母親だけは呼ばないでくれ」と言った。

じつは、いつも面会に来る両親は、彼女の養父母であり、実の母親が別にいたのだ。彼女が葬式に呼ぶなと言っているのは、産んでくれた母親のことだった。

母親を葬式に呼ぶなという発言は、「今回は自殺に失敗したが、いずれ死ぬつもりだ」ということをも意味し、それが彼女の遺言だったのだ。

養母は泣き、養父は、考えを改めさせようと、こんこんと説教したが、何の甲斐もなく、二人が家に帰りつく前に、彼女はまた自殺企図をしてしまう。

この「母親には自分の葬式に来てほしくない」という言葉は、筆者にも何度か語った言葉だったが、じつはそこには、彼女の深く傷ついた思いが込められていた。

産みの母親は、彼女を産んで二週間後、置き手紙を残していなくなった。残された赤ん坊を祖父母が引き取り、養父母となって育てたのだ。それゆえ、彼女は小学校に上がるまで、祖父母のことを、実の両親だと思っていた。

ところが、小学二年のとき、一人の心ない生徒が、「お前の両親は実の親ではなく、じいちゃんとばあちゃんだ」ということをばらしてしまった。少女は泣きながら走って家に帰ると、養父母にそのことを問いただした。養父母は戸惑ったが、これ以上隠すことは無理だと観念して、本当のことを告げた。

少女はどういう思いで、そのことを受け止めたのだろうか。

実母との再会で始まった転落

その後も少女は、表面上はまるで何事もなかったように、それまでと同じように暮らしていた。成績は優秀で、運動神経も抜群だった彼女は、勉強も運動もそれまで以上に頑張ってみせた。心配していた養父母は、ほっと胸をなでおろした。ただ、以前よりよく手伝いをするようになったり、養父母に気を遣うようなところも見せるようになってはいたが、良い子で優等生の彼女に、将来の不安を感じさせるようなところは微塵《みじん》もなかった。

ところが小学五年のとき、そんな平安を破る予兆のような出来事が起きる。少女は実母と再会したのだ。

再会の場所は、精神科病院だった。母親は覚醒剤の後遺症で調子を崩し、そこに入院していたのである。祖父母が面会に訪れるとき、彼女を連れていったのだ。

初めて見る実の母親は、目の周りに黒い隈《くま》を作り、どんよりした顔をして、我が子にも無関心だった。実母との対面という感動はなく、少女は、「こんなふうにだけはなりたくない」と思ったと言う。

だが、それから母親との行き来が少しずつ始まる。まず母親が少女のもとに遊びに来るようになり、娘と顔を合わせることが増えていった。少女は最初、無関心な様子であったが、自分に会いに来てくれる産みの母親に、少しずつ気を許すようになる。食べ物や飲み物を買ってくれたり、自分の知らない世界のことを話してくれる母親に、次第に関心を抱《いだ》くようになった。「遊びにおいでよ」と言われると、少女も行ってみたいと思うようになった。

しかし、そんな少女の反応に危惧の念を抱いていたのは、養父母だった。娘の飽きっぽい、気まぐれな性格を知るだけに、最初は少女をちやほやしても、そのうちに傷つけるようなことになりはしないかと、不安を覚えていたのだ。

それでも小学校のうちは、さしたる問題もなく、少女は相変わらず優等生ぶりを発揮し、養父母たちの心配も杞憂《きゆう》に終わるかに見えた。

中学に上がり、少女はあるスポーツでめきめきと頭角を現し、中二のときにはその才能を見込まれて、特別な養成チームに入ることになった。

だが、それが裏目に出ることとなる。コーチの指導方針と対立するようになり、結局、少女は養成チームをやめてしまったのだ。それまで遊びも休みも一切なしで、ひたすらそのスポーツに打ち込んでいただけに、急に目標を見失ってしまうことになった。少女は糸の切れた凧《たこ》のように、不良っぽい友達と付き合い始め、夜遊びをしたりするようになった。

少女の変化に不安を抱いた養父母が注意するが、少女はもはや、以前の素直な少女ではなく、養父母に対しても反抗的な態度をとるようになった。まずかったのは、少女の変貌《へんぼう》ぶりに焦《あせ》った養父母が、思わず口にした一言だった。

「母親にそっくりだ。母親のところに行ったらいい」

少女にとって、二重に傷つく言葉だった。売り言葉に買い言葉で、少女は言い返していた。

「わかった。出て行ってやる！」

少女は、そのまま家を飛び出すと、母親のところに転がり込んだ。

母親は、娘が養父母とうまくいかず、自分のところに来たことを喜んで、「ずっといたらいい」と言ってくれた。夏休みだったこともあり、しばらく一緒に暮らすことで、母親に甘えてみたいという以前からの願いが叶《かな》うかに見えた。

だが、その思いは無残な形で裏切られることになる。部屋には母親の彼氏が一緒に暮らしていたのだが、その彼氏にレイプされてしまったのである。

そのことを知った母親は、娘をかばうどころか、自分の彼氏を盗《と》られたと受け止め、「この泥棒猫が！」と娘の方を責めたのである。少女はいたたまれず、そこも飛び出してしまう。

それから、少女の本格的な転落が始まった。一年後には、夜の街で知り合った覚醒剤の売人の男と暮らすようになっていた。そして、冒頭に書いたように、事件に巻き込まれ、罪をかぶって、施設に送られてくることになったのである。

養父母のことを裏切って家を飛び出したのに、頼った実の母親に裏切られてしまった少女は、同じように傷を抱え、悪の道に堕《お》ちた男との関係に、自分の居場所を見出《みいだ》し、そこでかろうじて自分を支えていたのである。それが今や、男も彼女の支えにはなってくれない事態となったのだ。

ただ、受け止める――養父母の変化が少女を変えた

彼女の中には、二重の自己否定、つまり実の母親からも捨てられ、育ててくれた養父母をも裏切ってしまった自分への絶望があった。しかも、そんな彼女が唯一救いを見出した存在は、せっかくその罪を免《まぬが》れさせてあげても、もっと愚《おろ》かな過ちを犯し、すべてを台無しにしてしまうような無責任な人間だった。その男を救うことに、彼女は自分の存在意義を見つけようとしていたのだが、そんな犠牲さえ、無意味な徒労《とろう》だったと気づかされたのだ。

彼女はすべてに絶望し、生きてきたこと自体が間違いだったと思い、自分を消し去ることで、この無意味な苦しみを終わらせようとしたのである。

自殺企図は、十回以上に及んだ。そのうちの何度かは死んでいてもおかしくないような状況で、彼女を見守る教官たちも、ピリピリした緊張の中で過ごしていた。

薬物療法も、カウンセリングも、認知行動療法も、教育的なアプローチも、通用しなかった。心の底から死のうと決めている人にとっては、すべては余計なお世話に過ぎなかったのだ。

このままでは、彼女はいつか本当に死んでしまう。

その流れを変えたのは、養父母への働きかけだった。

これまで何度も、少女と養父母との面会がおこなわれていたが、その場では何事もなく終わっても、後で少女が自殺企図をしたり、状態が悪化してしまうことが多かった。お互いの思いがすれ違っていることは明らかだった。

養父母はどちらも生真面目な人で、本人と会うたびに、養母はただ嘆き、養父は道理で説き伏せようとした。彼女は黙って本音を言わないか、言っても言い争いになって決裂して終わるという状況だったのだ。

そうしたかかわり方は、本人の気持ちを受け止めるというよりも、養父母の考えを押し付けるということにしかならなかった。結局、「何もわかってもらえない」というすれ違いが続いていたのである。

しかし同時に、そこまで悪化するのは、少女がじつは、養父母に「わかってほしい」という思いを強く抱き、その思いを受け止めてもらうことを求めているからに違いなかった。だが、ただ見守っているだけでは、この不器用な親子は、自分たちの流儀を変えられず、ますますすれ違っていくばかりであった。

その日、意を決した筆者は、面会の前に、養父母に会うことにした。養父母とはいえ、もともとは祖父母である。年齢的にも、体力的にも、疲れ切っている様子が見える。「正直、どう接していいのかわからない」と言ってくれたのが、かえって良かった。そちらから訊《たず》ねてくれるということは、聞く耳をもってくれるかもしれない。

筆者は、遠くからやってきてくれた労をねぎらいつつ、今、とても厳しい状況にあることを説明した上で、「今回は、ご両親の思いではなく、本人の思いをただ聞いてほしい」と、お願いした。もし死にたいとか、否定的な発言をしたとしても、そのことを叱ったり、説得したりするのではなく、その気持ちをそのまま受け止め、反論をせずに、その思いにただ耳を傾けてほしい。そうした対応の仕方をよく伝えた上で、面会に臨《のぞ》んでもらったのである。

養父母との面会は、それまでとはまったく違うものとなった。それまでは、養父母の方が主に話をして、少女は黙って聞いていることが多かったのだが、その日は少女の方が、よく話をしたのである。

それまで面会のときは、能面のような表情しか見せなかった少女が、その日初めて、養父母の前で涙を流し、自分の苦しさを、もう生きている意味がないので死なせてほしいという気持ちを、語ったのである。養父母も泣きながらその言葉に耳を傾けた。

何の結論も、何の解決も、その話し合いで見出せたわけではなかった。ただ少女が、自分の絶望の深さを、傷ついてきた思いを、語っただけだった。ところがその面会が転換点となったのである。ただ自分の気持ちを受け止めてもらうということ、それも、彼女の育ての親である養父母にそうしてもらうことが、彼女の中の何かを変えたのである。

「親」を取り戻し、回復した安定

それ以降、自殺企図は落ち着くとともに、少女は内面的な話を熱心にしてくるようになった。殻のように心を閉ざしていたのが打って変わって、自分から悩んでいることをもち出し、そのことについて自分の中で対立している思いを語り、そうすることで、自分で自分の気持ちを整理していったのである。

やがて、売人の男に幻の救いを見ていたことをはっきり悟った少女は、彼に訣別の手紙を書いてきっぱりと縁を切った。少女にとって男は、自分を見捨てた母親の代役であった。同じように堕ちた存在であるということに共通項を見ていたのだが、それを今や、どちらもはっきりと、少女の方から拒否するようになったのだ。

そして養父母との面会をさらに重ねる中で、少女は、「養父母に育ててもらって良かった」との思いを語るようになり、養父母こそが自分の父親であり、母親であると言うようになった。

結局、彼女に起きた事態は、「誰が自分の親であり、誰を信じたらよいのか」ということに関する混乱であり、そして「誰も信じられない」という絶望であった。養父母に対する愛着が、産みの母親の登場によって不安定になった上に、産みの母親の気まぐれなかかわりに振り回され、彼女はどちらの親をも失ってしまったのである。

彼女の苦しみと迷いの過程は、親を取り戻す過程だったともいえる。養父母こそ、信じるに足る自分の本当の親だと納得したとき、彼女は安定を回復したのである。

そして、そのために必要だったのは、傷ついた絆を結び直すことであり、そのためには、最悪な状況であろうと、見捨てずかかわり続けることであり、また、責めたり指図したりする言葉ではなく、ただ気持ちを汲《く》み、受け止めることだったのである。

追い詰められた状況と、臨時の「安全基地」

このケースに限らず、どうしようもなく行き詰まったケースで、最後に逆転が起き、事態が改善に向かうというケースでは、共通することが起きていた。それは、一方で、その子が追い詰められた状況にいるということであり、もう一方で、家族がその子に真剣にかかわる姿勢を見せ続けるということである。

この二つの条件のもとで、本人と家族の関係改善ということが起きると、一気に事態が好転し始める。後は、自分からどんどん変わっていこうとする。

もちろん、一足飛《いっそく》びにそこにいたるわけではなく、その準備段階ともいえる状況が進んでいることが多い。準備段階の中でも、とりわけ重要と思われるのは、家族との関係が改善する前に、中立的な善意の第三者との間に、ある程度の信頼関係が育まれ、その存在が臨時の安全基地として機能しているということである。この「安全基地」は、愛着が安定するための鍵となるものであり、これから見ていくように、不安定な愛着が背景にあるケースの回復において、不可欠な役割を担うことになる。

本来は親などの家族が、その人の安全基地となればいいのだが、親との愛着が不安定になったケースでは、それが難しい。そこで臨時の安全基地となった存在が橋渡しとなって、肝心な家族との関係をつないでいく。

中立的な善意の第三者とは、医療少年院の場合には、本人を担当する教官や医師である。親や家族との間には、すでに傷つけ合ってきた長い歴史があり、それに絡《から》んだ深い遺恨《いこん》があるのが普通だ。表面的には和《なご》やかにふるまっていても、心の奥にはさまざまな思いが渦巻《うずま》いている。親子といえども、そうした遺恨に邪魔されて、お互いに素直に心を開けないことも多い。

その点、担当の教官や医師といった存在は、真っ白な気持ちで本人に向かうことができるので、ネガティブな感情に縛《しば》られることが少なく、かかわりやすいのである。もちろん、教官や医師であっても、かかわっていく中で、その子の試し行動や、自分から墓穴《ぼけつ》を掘るような行動によって、落胆したり、裏切られた気持ちを味わうことになるのだが、それでも親子の関係に比べれば、客観的な視点を維持しやすいので、対処も容易である。

とはいえ、感情的に巻き込まれやすい人は、こうした役割を担いにくい。子どもがこちらを傷つけるような暴言を吐いたからといって、すぐに腹を立ててしまったり、そのことを引きずってしまったりする人は、安全基地には向かない。

暴言には反応しない冷静さとともに、暴言の背後にある本人の気持ちを読み取って、そちらに反応することのできる能力が必要になる。こうした能力を備えている人は、専門家といえども少ないのが現実だが、優れた支援者となれる人には共通して備わっている能力である。

仮の安全基地から本来の安全基地へ――臨床で見つけた回復の原理

その能力は、後の章で詳しく述べるが、「メンタライジング（心を汲む力）」とか、「リフレクティブ・ファンクション（振り返り機能）」と呼ばれる能力であり、安定した愛着の人でより優れているとされる。

心を汲む力や、振り返り機能が高い人は、安全基地となる能力も高いのである。だから、こうした存在がまず子どもにかかわり、安定した愛着を育んでいくことが、その次のステップにつながるのである。

親との関係をいきなり改善しようとするのではなく、まず、介添え役の存在が、臨時の安全基地となって、本人との間に本音を言える関係を作っていく。

さらに介添え役は、本来の安全基地となるべき存在に働きかけて、安全基地としての機能を取り戻させていく。それによって徐々に、本来の安全基地が安全基地として稼働し始め、介添え役の方が次第に働きかけや代理の支え手となるのをやめても、安定した関係が維持できるようになる。

こうなると、全般的な症状や社会適応も、親が安全基地としての機能を回復するのに比例して、良くなっていく。

これが、筆者が医療少年院での臨床経験から見出した「回復の原理」である。

治療理論のコペルニクス的転回——症状より、背景の「愛着の問題」を見る

この「愛着アプローチ」が優れている点は、症状や問題の種類に関係なく、ほとんどの状態の改善に有用だということである。

もちろん、最も効果を発揮するのは、愛着の問題がダイレクトにかかわっているようなケースであるが、愛着とは直接関係のないように見える問題、たとえば、不登校やネットゲーム依存、ひきこもりや不安障害、心身症やストレス性障害、強迫性障害や統合失調症のような精神疾患、先天的要因の強い発達障害や知的障害のケースでも、安全基地を強化し、愛着を安定化させることによって、多くの問題が改善に向かうのである。

それほど愛着というものが、安心感や健康の土台となっているということであろうし、オキシトシン・システムが、生存や心身の安定にかかわっているということであろう。

医学モデルでは、「病気→症状」、つまり「病気が症状を引き起こしている」という前提に立っている。そこから「症状→病気の診断→治療→症状改善」という治療モデルが成り立つわけである。

一方、愛着モデルでは、「愛着へのダメージ→不安定な愛着→ストレス耐性・適応力の低

下→症状出現」というメカニズムを想定している。それゆえ回復モデルも、医学モデルの場合とは異なり、「不安定な愛着→愛着関係への注目→愛着の安定化→ストレス耐性・適応力の改善→より高いレベルの適応」という流れで回復を図る。

ここで、注目してほしいのは、愛着モデルにおける回復のゴールは、症状の改善ではなく、より高いレベルの適応、言い換えると、「その人本来の生き方を獲得すること」にあるということだ。症状は、それに伴って自然に消退していく。

愛着モデルにおいては、症状が何かということはあまり重要ではない。むしろ、症状にとらわれすぎると、起きていることの本質的な意味を見誤ると考える。さまざまな症状や問題行動の根底にある愛着の問題を見据《みす》え、そこに働きかけをおこなうという考え方である。

本当に病んでいる人が「患者」の他にいる

医学モデルと愛着モデル、この両モデルの根本的な違いの一つは、医学モデルでは、症状を呈《てい》している人を「病んでいる人」、つまり「患者」とみなすという点である。そして診断に基づいて治療を施される対象も、この「病んでいる患者」本人ということになる。

だが愛着モデルでは、患者は患者ではない。本当に病んでいて、症状を引き起こす原因になっている者が、他に存在するのである。医療少年院の少女の例に見られたように、症状を呈している子どもをいくら診断し、治療しようとしたところで、改善は難しい。なぜかといえば、症状の本当の原因が、子ども本人にあるというより、子どもを育ててきた環境や、周囲の大人との関係の方にあるからである。

患者とされて連れてこられた子どもは、二次的に病気にさせられているのである。その子どもから病気が始まっているというよりも、周囲との関係の中で、症状を呈するようになっている。本当の原因は、子どもを守るどころかむしろ傷つけてきた、周囲の環境や大人との関係にある。

それゆえ、いくら子どもを治療しようと努力しても、何の効果もない。

ところが、その子にかかわる大人の気持ちや態度を変えることによって、子どもが劇的に変化するということが起きるのである。

つまり診断され、治療されるべきは、子どもよりもむしろ、子どもをそういう状態に追い込んだ環境であり、周囲の大人との関係なのである。そしてその診断・治療において目安となり、改善目標となるものが、不安定な周囲との関係の中で、何とか生き延びるために生まれた「不安定な愛着」なのである。

不安定な存在に適応した結果としての「不安定な愛着」

不安定な愛着は、不安定な愛情や世話しか与えようとしない親に「適応」した結果、生まれると考えられている。

たまにしか面倒を見てくれない親に対して、子どもは求めること、期待すること自体をやめることで適応する。気持ちに無関心な親に育てられた子は、その親に適応するために、感情を封じ込め、力や金だけを信じるようになる。泣いて大騒ぎしたときだけ心配してくれる親に適応するために、過剰反応することで注意を引くという行動パターンを身につける子どももいる。

そうした行動パターンが、攻撃的な行動や、虚言《きょげん》、泣き騒いで親を困らせる、といった事態にもつながるわけだが、こうした問題行動の原因が、子ども自身にはないことは明らかだ。子どもはただ、自分にされたことを、鏡のように映し出しているに過ぎない。

医学モデルにおいて「患者」とされ、治療を施すべき対象とされた存在は、じつは病の根本原因ではなく、最終的な結果に過ぎない。本当に治療を施すべきは、見えないところで手を引き、病を引き起こしている存在――ときには善意の顔をして、「患者」を守っているはずの存在だったりするということも起きるのである。

それゆえ、従来の医学モデルをそのまま当てはめて、症状を治そうと、しゃかりきに治療したところで、影を捕まえるような的外《まとはず》れなことになってしまう。

大人、中年、老人のケースも同じ

不安定な愛着は、子どもだけの問題ではない。克服されないままだと、大人になろうと中年になろうと老人になろうと、持続してしまう。その状態が続くと、ストレス耐性や社会適応力は低下し、傷つきやすくネガティブで、不満や怒りにつねに心をかきむしられる人になってしまう。若いころから、何か問題があるたびに周囲を責め続けていた人は、老人になって認知症が始まっても、まだ同じことをしている。何の進歩もないままに、一生を終えてしまう。

そんな人の周りに、誰も近寄りたいとは思わない。いつのまにか配偶者にも子どもにも疎《うと》まれて、孤独になりやすい。それでも、「周りが悪い」「みんな変わってしまった」と受け止めてしまい、自らを振り返ることが難しい。これも「不安定な愛着」ゆえに起きてしまうことなのである。

そうした状態に医学モデルで対応して、山盛りの薬を飲ませたところで、その人の人生をレベルアップし、その人にふさわしい生き方を実現していくには、まったく役に立たないことがわかるだろう。

しかし、不安定な愛着から、不幸な連鎖が起きているということを見抜いて、愛着モデルで解決法を考えれば、もっと有効な手立てが見えてくる。多くの「病気」や「異常とされる状態」は、愛着が傷を負うことによって負の連鎖が始まり、症状化へといたっている。薬が効かない治療が難しいケースほど、愛着の病理が絡んでいるのである。

くり返すが、こうしたケースには、医学モデルよりも愛着モデルが有効な改善策を教えてくれる。つまり、周囲の重要な存在との関係、「愛着」の部分に働きかけることが、回復のチャンスをもたらしてくれるのである。というのも、愛着こそが、幸福や社会適応の基盤だからであり、その働きを邪魔しているところを見つけ出し、適正な手当てをおこなうことができれば、自然に回復プロセスが始まるからである。

続く第2章では、医学モデルが有効に機能しないケースにおいて、愛着モデルが、病態の理解だけでなく回復にも有効であることを、身近なケースを通して見ていくことにしよう。

第2章　「医学モデル」から「愛着モデル」へ

うつ病と診断され薬を飲み続けるが、治らない――ケース②

三十代半ばの女性・千果さん（仮名）が、気分の落ち込みや対人ストレス、不安や不眠を訴えて相談にやってきた。

そもそも、うつや不安の症状が出て、初めて心療内科を訪れたのは、まだ二十代初めだった十二年前のこと。症状に波はあるものの、そのころからずっと、落ち込みやイライラ、不安といった症状が続いているという。当初は抗うつ剤や抗不安薬、その後は、躁うつも疑われて気分安定薬などを服用してきたが、はかばかしい変化は見られない。

体がいつも緊張している感じで、力がうまく抜けない。昔の嫌な記憶ばかりがよみがえってくるという。職場も、最初はとてもうまくいくのだが、やがて対人関係が行き詰まって嫌になり、転職するということを何度かくり返している。最近では、以前はウマが合い、親しくしていた人ともギクシャクすることが多く、みんなが自分から離れていくような感じがするという。ただ、よく考えてみると、相手から離れていったというよりも、自分の方が、些細《ささい》なことを許せないと感じて、周囲の人と連絡を絶ってしまっているのだった。

困っているときには何くれとなく相談をしてきて、千果さんを頼っていた女友達が、千果さんが紹介した男性と仲良くなったとたん、千果さんのことを後回しにするようになった。自分はもう用済みなのかと思ったとたんに、「そんな人はこちらからお断りだ」という気持ちになってしまい、メールにも気のない返信しかしなくなった。すると相手からもメールが来なくなった。やっぱりそんなものかと、人間不信に陥《おちい》ってしまった――。

今回のうつが強まったきっかけは、そんな具合に、親しかった友人が彼氏の方に夢中になって、彼女が「見捨てられた」と思ったことにあるようだった。

だが、よく話を聞いていくと、他の友人との関係でも、職場での人間関係でも、同じようなパターンをくり返していることがわかってきた。


気に入られようと尽くし、否定されることを恐れている

まず、千果さんの行動の特徴は、相手に気に入られようとして一生懸命尽くすということだ。仕事でも、上司や顧客に認められようと、涙ぐましいまでに努力をする。自己犠牲的ともいえるサービス精神や、献身的な努力に、相手は感動し、最初はとても良い関係が生まれる。

ところが、そこまで尽くしても、上司や顧客は、いつも千果さんを評価してくれるとは限らない。千果さんの献身的なサービスに相手も慣れっこになってしまうという面もあり、千果さんが顧客の要望に沿うべく、大変な時間と手間をかけて新たなプランを練っても、思いつきで覆《くつがえ》されてしまうということも度々だ。甘やかせばいくらでもつけ上がってくる感じで、当然のごとく求められてしまう。

それでいて、顧客や上司が少しでも不機嫌な態度を見せたりすると、千果さんはおろおろしてしまう。つねに技術的な勉強も怠《おこた》らず、仕事もきっちりこなす千果さんだが、自分に自信がないため、いつ「クビだ」と言われないかと、戦々恐々としている。

千果さんには、安心感や、人に対する信頼というものがなく、物事を絶えず悪い方に考えてしまうのだ。

「症状」は、真の問題ではない

この千果さんの状態は、症状だけを見て診断すれば、軽いうつ状態や不調感が続いているということで、「ディスチミア（気分変調症）型うつ」が病名に挙がるだろうし、また不安や緊張が強く、かつて過呼吸や動悸《どうき》に襲われることも何度かあったことに注目すると、「不安障害」、中でも「パニック障害（パニック症）」といった診断がつくかもしれない。

さらには気分の波に注目して、「双極性障害」ではないかと考える人もいるだろう。また、自己否定が強く、見捨てられることに対して過敏な点に注目すると、軽度ながら、「境界性パーソナリティ障害」があるのではないかと見立てる人もいるだろう。

どの診断もそれぞれ、千果さんの抱えている症状を一部説明することができ、どれも間違っているとはいえない。ある意味、どれもが併存しているといってもいいだろう。

しかし、そうした多面的な症状を列記して、診断するというやり方では、何か曖昧模糊《あいまいもこ》とした
ままで、掴《つか》み難《がた》いものが残るだけでなく、治療という段になると、結局いろいろな症状に効く薬を何種類も飲まなければならないということになる。

それで良くなれば、まだ救いがあるのだが、はかばかしい改善も見られず、相変わらず生きづらさを抱えて苦しんでいるとなると、あまり有効な対処だとはいえない。

ところが、この千果さんの状態を、愛着モデルで見ると、どうなるだろうか。

千果さんは、相手が友人であれ、同僚や上司であれ、顧客であれ、その人に気に入られようと、涙ぐましいまでに努力をする。相手の顔色に敏感で、自分が相手からよく思われていないと思うと、不安で仕方がなくなる。

こうした特徴は、愛着不安（愛着する相手に自分が受け入れてもらえているか不安なこ

と）が強い状態であり、「不安型」と呼ばれる不安定な愛着に特徴的なものである。

もう一つ、千果さんの対人関係において目立つ傾向は、傷つきやすいだけでなく、傷つけられたことにとらわれ、そのことを引きずり続けていることである。ずっと昔のことなのに、昨日のことのように、その不快な記憶がよみがえってきて、もう一度心をえぐられるような気持ちになる。傷つけた人への怒りの気持ちにとらわれ、イライラしたり、かと思えば、やるせない悲しい気持ちになって落ち込んだりする。

こうした傷つきやすい傾向を抱えた人は、過去に実際に傷つけられた体験をしていることが多く、さらにその「自分を傷つけてきた人」が、本来であれば自分をいちばん守ってくれるはずの親であったということも多い。また、親が意図的に傷つけてきたというよりも、親にはそのつもりはなかったが、結果的に傷つけてしまっていたというケースも多い。

未解決な愛着の傷――責められ、否定されて育つ

親や、その人にとって大切な存在から受けた心の傷を引きずり、傷つけられることに過敏になった状態を、愛着のタイプとしては「未解決型」愛着と呼ぶ。

未解決型の人は、普段は穏やかで、明るく、落ち着いているように見えても、その人の愛

着に傷を与えた人のことを考えただけで、冷静ではいられなくなり、顔つきまで変わってしまう。その部分にだけ、心のクレバスを抱えているのである。

その影響が、親や傷を与えた人との関係だけにとどまるのならまだいいのだが、こうした傷の影響は、他の対人関係にも及んでしまう。人を心から信じられなくなってしまったり、傷つけられることに過敏になりすぎて、悪意がない相手や物事にまで悪意を感じてしまい、過剰反応し、良好だった関係まで自分から壊してしまうということが起きやすい。

結局、その人は、過去の亡霊を、目の前にいる別の存在に対して見てしまっているのである。親や、その人を傷つけた存在に対する不信感や怒りを、別の人にぶつけ、幻を相手に一人相撲をとってしまい、結果的に無関係な人間関係まで壊してしまう。

じつは、千果さんも、未解決な愛着の傷を抱えていた。千果さんは幼いころから、父親に再三暴力を振るわれて育ったのだ。父親は短気ですぐにカッとなる性格で、千果さんが何か失敗しただけで「このバカ！」と罵り、手を上げるのだった。

父親のことが怖くて、千果さんはいつもビクビクしていた。大きくなってからも、どんなことであれ、父親に知られるのが不安だった。「父親が知ったら、また怒り出すのではないか」という警戒心が働いてしまうのだ。

バレエの発表会のとき、千果さんは生理になってしまった。そのことで、千果さん自身がとても恥ずかしい思いをしたのだが、それを知った父親は、いきなり怒鳴りつけて、千果さんを殴った。

また、明らかに相手が悪いことであれ、誰かとトラブルになったと聞くと、父親は千果さんが悪いかのように怒り出すのだった。一方で母親は、そんなときでも父親を恐れ、千果さんのことはかばってくれず、「父親を怒らせた千果さんが悪い」というような言い方をするのだった。

千果さんは、理不尽に責められ、否定されるだけでなく、そうした攻撃から誰も自分を守ってくれないという絶望感の中で育ったことになる。それが千果さんの安心感の乏しさや根深い対人不信感となって、心だけでなく体に染《し》み付いていたのである。

心のクレバスは、そこに触れられるだけで気持ちを不安定にしてしまう「トリガーゾーン」でもある。かつて傷ついた状況と似た状況が再現されると、たちまち気持ちが落ち込んだり、冷静さを失ったりして、情緒不安定になってしまうのだ。

何年にもわたって症状が続く理由

千果さんのように虐待を受けて育った人だけでなく、両親の不仲や離婚、親との離別、親の再婚や、自身の異性関係で傷ついた経験をもつ人で、そのことを克服しきれていない場合、しばしば未解決型の愛着スタイルが認められる。

結局、千果さんは、見捨てられることに敏感で、人の顔色を過度に気にする不安型愛着とともに、過去の傷に触れられると不安定になりやすい未解決型愛着を抱えていたのである。対人関係の土台であり、安心感の土台でもある愛着が、二重の不安定さを抱えていることで、不安やうつの症状だけでなく、見捨てられることへの敏感さや傷つきやすさが強まり、対人関係の行き違いも生じやすくなっていたのだ。

症状だけで、千果さんに起きていることを理解しようとすることが、いかに表面的で、浅《せん》薄《ぱく》な試みでしかないかは明らかである。そして、症状だけを改善しようとしても、何十年にもわたって同じような状態が続いてしまう理由も明らかである。

本当に起きている問題は、愛着が傷つけられ、その部分が不安定だということに由来しているのである。

不安定な愛着がベースにあると、慢性的なうつや不安、情緒不安定、自己否定、見捨てられることへの敏感さ、対人不信感といった、千果さんに見られる特徴的な状態が、すべて現れやすくなる。さまざまな診断名を並べなくても、不安定な愛着という根本的な問題によって、一元的に説明することができる。

愛着という、対人関係だけでなく精神的安定の土台である仕組みにスポットを当てることによって、症状に目を奪われるのではなく、根本にある問題に接近することができる。症状にばかり目を向けて、その点ばかりを改善しようとする試みよりも、根本的な改善や回復のチャンスも増えるのである。

だが、現実の医療は、次に見るように、それとは正反対の方向に突き進んでいるように見える。

その「うつ病」は、本当にうつ病なのか

もしあなたが、気分の落ち込みや意欲の低下などを感じて、心療内科や精神科を訪れれば、十中八九、「うつ状態」や「うつ病」という診断をつけられ、抗うつ作用や抗不安作用のある薬を処方されるだろう。

しかし、今日、「うつ」で心療内科の外来を訪れる人のうち、本当に「うつ病」の人は十

人に一人もいない。それでも現実には、「うつ」の診断のもと、抗うつ薬などの薬剤が投与される。

本来のうつ病は中高年に始まる病気である。それまでずっと活発で、まめに動き、元気だった人に多い。そんな人が、四十、五十を過ぎて、急に活力を失い、悲観的なことばかり考え始めたら、本当のうつ病の可能性が高い。

しかし、二十代や三十代の人に「うつ」のような症状が起きていたり、あるいは若いころから似たような症状が続いていたり、一時的に治ってもくり返していたりする場合は、「うつ病」ではない可能性の方が高い。

本当にうつ病にかかっている場合は、抗うつ薬の服用は有効な治療法で、自殺などの悲しい結末を避け、回復することにつながる。ところが、本当のうつ病ではない場合に、いくら抗うつ薬による治療をしても、良くなるどころか逆にだるくなり、薬の副作用ばかりが出て、むしろ調子が悪化してしまうこともある。

また、抗うつ薬に比べればずっと使いやすい抗不安薬のような薬を使って、症状だけが軽減したとしても、本当の原因には手当てをされていないので、症状はすっきりとは良くならないばかりか、薬を止《や》めるとすぐに症状がぶりかえし、悪化することになる。薬で症状だけを紛《まぎ》らわしている状態だからだ。こうなると、抗不安薬に依存してしまい、根底からは良くもならないのに、かといって薬を止めることもできないという事態に陥ってしまう。

こうしたことがざらに起きているのである。本当の原因も必要な手当てももっと別にあるのだが、的外れな診断と治療を無理に当てはめようとするので、治療してもちっとも良くならないか、良くなっても効果は一時的で、またすぐに悪化するということになってしまう。

なぜ、こんなことが起きてしまうのだろうか。

その原因の一つは、医学モデルでは「症状」だけで診断することがあたりまえにおこなわれているということがある。この風潮は精神医療において顕著で、症状のチェックリストだけで診断する医師も珍しくない。そこに落とし穴がひそんでいる。

たとえば、気分がふさぐ、眠れない、集中力がないといった症状があったとしても、それを起こす原因はさまざまである。そもそも、病気であると決めつける前提さえも怪しい。もしかすると、ただ学校や会社で嫌なことがあっただけかもしれないのだ。

ところが医師は、『症状』を見ると、病気＝原因を『診断』する」という思考回路ができてしまっている。この思考回路がすなわち「医学モデル」に他ならない。

医師は当然のごとく、医学モデルにそって、「患者」として連れてこられた存在を診てしまう。チェックリストで必要な基準を満たしていると、自動的に診断が下ってしまうのだ。

この方法で〝量産〟されている代表的な疾患が「うつ」であり、最近では「ＡＤＨＤ（注意欠如・多動症）」などの発達障害にも及んでいる。

診断と治療の関係が逆転――医者は「症状」を治したいと思う

そしてもう一つの要因は、診断と治療の関係の逆転である。これはどういうことか。

本来は、客観的な診断がまずおこなわれ、その診断に基づいて治療を考える、というのが道筋である。だが、現実はそうとは限らない。というのも、医師はどんな疾患も治せるわけではないからだ。

治療できないものは、診断しても治せない。だが医師の本能としては、「患者を治したい」と思う。それゆえ、自分が治せない診断をして治療を断るよりは、治療の可能性がある診断をして治療しようとする。

それは言い換えると、医師がもつ治療のレパートリーに診断が左右されるということだ。

医師の治療の中心は、薬による治療である。効く薬がある病気や症状ならば、医師はその薬を処方することで、病状を改善するチャンスがある。使える薬がない診断をしても、「うちでは治療できない」と言うしかなくなる。

誠実な医師であれば、そう患者に告げる場合もある。しかし、せっかく来てくれた患者のために、何とか助けになりたいと思う場合もある。

治療するためには、薬の効果が期待できる病気と診断するか、「病気自体は治らないかもしれないが、症状は薬で改善が期待できる」として、症状に対して薬を投与するかである。

したがって、医師が薬の治療にしか関心がないか、他に方法をもたないという場合には、本当ならもっと適正な診断のもと、より有効かつ根本的な対処がある場合でも、薬物療法を前提とした診断がおこなわれ、自動的に薬が投与されることになる。

この場合、残念ながら、他の方法による改善の可能性はあまり考慮されない。とくに、チェックリストだけで機械的に診断がおこなわれるような場合には、要注意だといえる。

つまり、「症状だけを見て、安易に薬を投与する」というケースが、あまりにも多すぎるのである。長年の習慣でそれしかできないというのが、多くの医師の現状なのである。

そこには、医学モデル自体の限界も関係している。「症状を呈している患者の病気を治す」という枠組みが、現実の問題に対応できなくなっているのである。その結果、人々が必要としている手当てと、医療が提供するサービスの間に、重大なミスマッチが起き、結局、国民を薬漬けにするだけで、その幸福と福祉の改善には、対価（医療費）に見合うほど貢献できていないという事態にもなっている。

薬の効果の多くも、愛着システムを介している

そもそも、医学モデルにおける治療の主体を担う薬物療法においても、治療効果のうち、薬物の効果による部分がどれだけあるのだろうかという疑念もある。

抗うつ薬でも睡眠薬でも、多くの薬は、本物とそっくりの偽薬《ぎやく》（プラセボ）を投与したときにも、本物とほとんど変わらない効果を生む。薬の効果が本当にあったかどうかの判定は、じっさいにはじつに微妙なのである。

抗うつ薬などの場合には、偽薬の方が、副作用が少ないので（ちなみに偽薬でも、薬に過敏な人ではさまざまな副作用が出る）、本物の薬の方が治療成績が悪いという笑えない結果さえ出る。

とはいえ、当初はプラセボでも変わらない効果が見られたが、時間がたつにつれて本物の薬の方が効果を発揮し始め、効いた人と効かない人の差が少しずつ広がっていくという傾向は見られる。ただ、プラセボでもずっと同じくらい効き続ける人も、少なからずいる。

つまり、薬に何の効果がなくても、かなりの割合の人で、本物の薬と同程度の症状改善が見られるのだ。薬の効果のかなりの部分は、「お医者さんに診察してもらって薬をもらった」ということの心理的な効果に由来する。これがプラセボ効果である。

この効果は、医師に対する信頼が高く、医師との関係が良好なほど強い。つまり、薬の効果はじつは、医学的な効果というよりも、話を聞いてもらったり体に触れてもらい、手当てを受けたという安心感から生まれているのである。

「手当て」と「暗示」による奇跡的な回復

これは、医学モデルが謳《うた》う「診断に基づく治療」などという大げさなものではなく、むしろ、泣いている子どもを母親が抱き上げ、よしよしと撫《な》でてあげる効果に近いだろう。つまり、医学モデルよりも愛着モデルで説明した方が、納得のいく効果なのである。

なぜなら、症状の種類や診断名、治療の中身とは関係なく、何にでも効果が認められるのだから。

これと関連して重要と思われるのは、フランスのエミール・クーエが始めた暗示療法である。クーエは町で診療所を開いていたが、その治療はじつに単純なものであったにもかかわらず、驚異的な効果を生んだ。

その方法は、「きっと良くなる」と患者を励まし、前向きで肯定的な発言や考え方を指導し、「症状が良くなる」という暗示を与えるというものであった。

たとえばクーエは、子どもの患者に対して、患部を撫でながら「なおる、なおる、なおる……なおった」と一緒に唱えさせた。その効果が絶大だったため、クーエの医院には、彼の診察を受けるためにフランス中から患者が押し寄せてきたという。

さらに注目すべきは、クーエの診療所で働いていたマドモアゼル・コフマンという女性の治療だ。彼女は児童を専門に治療をおこなったが、その効果は師のクーエさえも凌《しの》いでいた。眼瞼下垂《がんけんかすい》のため、七歳まで目が見えなかった子どもの視力を回復させたり、当時は不治の病であった結核性の病気を完治させるなど、文字通り奇跡的な回復をもたらしたという。

彼女の治療は、子どもを抱いて、優しく撫でながら、だんだん良くなっていることを語り続けるという簡素なものだった。そして子どもが希望をもてるように、親にも決して否定的なことは言わず、前向きなことだけを話すように指導した。

抱擁や愛撫は、まさに愛着システムであるオキシトシン系を活性化する。手で触れるという意味で、まさにそれは「手当て」なのである。それに暗示療法を加えて効果を高めていたと思われる。また、否定的な言葉かけをしないように親に指導するなど患者への親のかかわり方を変えていく点は、本書のテーマである「愛着アプローチ」の先駆け的なものといえるだろう。医学モデルではなく愛着モデルで考えるとき、今まで非科学的とされていた方法が、じつは、消毒薬を塗ったり必要もない薬を飲ませるよりも、ずっと理にかなった効果的な方法だといえるかもしれないのである。

医学モデルの罪——「患者役」を押し付けられる子どもたち

医学モデルが現実のニーズとミスマッチを起こす状況は、精神医療に限らず、ガン治療や老人医療にも見られる。そこでしばしば問題になるのは、病気を治すことばかりを見すぎて、その人の人生を置き去りにしてしまうということである。命を長らえさせても、人間としての尊厳を踏みにじってしまうということも起きる。

安らかにこの世に別れを告げようとしているとき、馬乗りになって心臓マッサージを施すようなことは、やめてほしいと思う人もいるだろう。ましてや、止まりかけた心臓に長い針を突き刺して、アドレナリンを注入されてまで、もう何時間か長生きしたいと思う人は、どれだけいるだろう。

この場合のミスマッチは、医学モデルと現実のニーズとのミスマッチ、求めているものや価値観のミスマッチだといえる。

それに対して、不安定な愛着から生じている問題を、患者の病気が引き起こしている症状だととらえる見方は、天動説のようなものであり、鏡に映っているものを本人だと思い込むような虚妄《きょもう》に陥った状態である。それは、ミスマッチというよりも、ミスアンダスタンディングであり、誤謬《ごびゅう》である。ニーズのミスマッチ以上に、深刻かつ本質的なズレだといえる。

そして、誤謬に陥った医学モデルによって、不当にも、しばしば患者や障害者の役割を押し付けられているのが、子どもたちである。彼らは、親との不安定な愛着の影響をもろに受けているが、親にすがらなければ生きていけない身であるがゆえに、どんな親であろうとたてつくこともできず、親を悪く思うことさえも難しい。

三十代、四十代の壮年期の人でも、五十代、六十代以上の中高年の人でさえも、愛着の安定性は、その人の対人関係のあり方や心の安定度を大きく左右する。ましてや、まだ親の世話に依存している状態の子どもとなると、愛着の安定性は、その子の内面や行動の安定に、てきめんな影響を及ぼすこととなる。

しかし現実には、不安定な愛着から起きた問題が、子ども自身の「病気」や「障害」として診断されることも少なくない。症状から診断すると、そうなってしまうのである。

だがそれは、医学という名のもとになされる人道上の「罪」ではないだろうか。そうしたことになってしまうのも、医学モデルが、根本的に何か大切なことを見落とした欠陥モデルだったからではないのか。そういう思いにさえとらわれるのである。

抜毛癖の小学生——ケース③

小学五年生の男の子が、髪の毛を抜いてしまうということで、お母さんに連れられて相談にやってきた。

癖になっているようで、暇さえあれば髪の毛をむしっている。最近では明らかに髪の毛が薄くなってしまい、部分的に禿《はげ》になっているところもある。気づくたびに注意するのだが、効果はそのときだけで、気づくとまた抜いている。

最近は、それだけでなく、こっそり親のお金を持ち出したり、嘘をついたりする。もともと落ち着きがなく、考えもなくパッと行動してしまうところがあり、忘れ物が多かったり、先生が言ったことを聞き落として困ることが多かったのだが、近ごろでは母親が注意をしても、素直に耳を貸すどころか反抗的になるときもあり、手におえなくなっている。

また家庭だけでなく、学校でも、先生や級友とトラブルになることが増えている。生活は投げやりで、言わないと宿題もやらない。注意をされればしぶしぶやるが、やりたくないという態度が露骨である。習い事にも行かせているが、イヤイヤなので、成績も落ちてきている。

父親も母親も、本人のそんなやる気のない態度を見ると、イライラしてしまう。

この男の子の場合、症状から診断すると、次のような病名がつくことになるかもしれない。

一つは、髪の毛を強迫的に抜いてしまう症状で、「抜毛癖《ばつもうへき》」というものだ。

また、嘘をついたり、親の金品を持ち出したりする行為は、非行の始まりによく見られるもので、くり返されているとすると「素行障害」という診断に該当するかもしれないし、虚言がエスカレートする場合には、「虚言癖」という診断名がつくかもしれない。

それとともに、もともとあった落ち着きのない、衝動的で不注意なところから、軽度ながら「ＡＤＨＤ（注意欠如・多動症）」を抱えている可能性もあるといえるかもしれない。

さらに、素直さがなくなり、親や教師に対して反抗的な態度が目立ち、誰とでも衝突やトラブルを起こしやすくなっていることに注目すると、「反抗挑戦性障害」と呼ばれる問題が始まりかけているとも考えられる。

結局、この子の場合、症状だけで診断すると、抜毛癖に始まって、ＡＤＨＤ、反抗挑戦性障害、虚言癖、素行障害と、一連の診断名が並ぶことになる。

どれも、それぞれの症状を表す診断名なので、まったく間違いというわけではない。しかし、診断名を羅列したところで、問題だらけだという混乱や絶望感をかきたてこそすれ、結局のところ何が起きているのか、この状態に対して、どうすればいいのかということについて、何も教えてくれない。

情愛的結びつきが希薄で、干渉と支配の中で育つ

しかし、愛着モデルで、今この男の子に起きている事態を見直してみると、状況がずっとわかりやすくなる。

この男の子は、両親が専門的な仕事をしていたため、小さいころから保育園に預けられて育った。とはいえ、「ただ保育園に預けっぱなしにしていた」というより、両親ともとても教育熱心で、息子にかける期待は人一倍大きかったので、小さいころから習い事をたくさんさせてきた。保育園に迎えに行くと、その足で習い事に直行するという生活が、一週間のう

ちの多くを占めたのである。

愛情がないわけではないが、世話やかかわりは人任せになる一方で、習い事をさせたり、指導や注意をしたりすることには熱心だったのである。干渉ばかりが多く、ときには厳しく叱ることもあった。その結果、この男の子にとって、親は心からの安心や親しみを覚える対象というよりも、口を開くと命令するか、否定するかの、うるさくて面倒くさい存在になっていた。

自然な情愛的な結びつきは弱く、親に甘えたり、困っていることを相談したりすることもない。愛着という点から見ると、共感的な結びつきが希薄であるだけでなく、いつも強制され、支配され、無理やり服従させられていた。

素直でない態度や反抗的な態度というのも、愛着の問題と直結していることが多い。本当は甘えたいのだが、素直に甘えられず、相手をわざと怒らせるような行動をとってしまう。また、嘘をつくといった行動も、不安定な愛着に伴いやすい典型的な問題である。本当のことを言うと怒られるかもしれないので、ついごまかす反応が身についてしまっているのだ。怒られてばかりいる子、典型的には虐待を受けている子に見られる反応だ。

もちろん、このケースでもそうだが、親は虐待を加えているとは思っていない。ただ、子どものために指導しているだけだと思っている。

しかし、子どもの側からすると、安全感や主体性を脅《おびや》かされるという点で、虐《しいた》げられているのと結果的には変わらないということになっている。

子どもが嘘をつく理由

嘘をつくという反応は、「統制型」と呼ばれるタイプの愛着に伴いやすいものである。

統制型とは、親からの予測できない攻撃や、理不尽な態度に対処するため、子どもがいつのまにか身につけるかかわり方で、親を逆にコントロールすることによって、何とか身を守ろうとしている。

たとえば、嘘をつくことで、とりあえず親から叱られるのを逃れようとする。長い目で見れば、嘘がバレて、もっと叱られることになるのだが、目先の怖さから逃れて、当座の安全を確保するために、あまり賢明とはいえない対応策に頼ってしまうのだ。

統制型の愛着を示す子どもは、親から虐待的な扱いを受けているか、親がとても不安定で、何が起きるか予想がつかないような境遇に置かれている。その不安定な境遇の中で、少しでも身を守ろうとして、予想のつかない現実をコントロールしようとするのだ。

統制型という愛着のタイプを示す子どもは、もっと幼いころには「無秩序型（混乱型）」と呼ばれる愛着タイプを示していたことが多い。このタイプは、愛着が最も不安定な子どもが示すもので、虐待を受けている子どもに典型的なものである。予想がつかない境遇のもと、ただ目の前の状況に振り回されるだけで、安心感も信頼感ももてずにいる。今は笑っていても、一寸先は闇で、親から何か言いがかりをつけられて叱られるか、闇雲《やみくも》に殴られるかもわからない。

そうした境遇に置かれると、大人であっても、自分の運命を支配している人の顔色ばかりうかがい、その場だけを何とか生き延びることに汲々《きゅうきゅう》となる。今のことで精いっぱいで、先のことまで心配していられないのだ。

ましてや、自分では何の力も、知恵ももたない無力な子どもである。その瞬間だけを考えて、必死で生き延びることしかできない。今の幸せが、一瞬先にはどうなっているかわからないから、先のことなど考えていては、余計に不幸になってしまう。

多動や衝動性の裏に、愛着の問題あり

無秩序型（混乱型）の子では、多動や衝動性といったＡＤＨＤに似た問題を示しやすいこ

とが知られている。またもともとADHDの傾向をもっている場合には、虐待を受けると、問題行動が増えるなど症状がエスカレートすることもよく知られている。

この男の子に見られるさまざまな行動上の問題は、本人のもって生まれた素質も関係しているかもしれないが、不安定な愛着という問題によってさらに悪化してしまった可能性が高いのだ。実際、ずらりと列挙されたこの男の子の問題は、すべて不安定な愛着を抱えることで生じやすいものばかりである。

この男の子の場合、幼いころから心優しい世話や愛情が不足しがちだった上に、たえず親から干渉され、無理強《むりじ》いや否定的な評価ばかりを受けてきたことで、愛着障害を抱えて育ったと考えられる。

もちろん、すべてが愛着障害によって起きているなどと言うつもりはない。それ以外にも、さまざまな要因が絡んでいることは当然あり得る。

ただ、問題を改善していこうとする場合、いちばん本質的な問題がどこにあるのかを掴むことが、いちばん有効な改善策にもつながる。

その意味で、最も肝心な問題が、「愛着の問題」に由来すると理解することは、症状を列記したに等しい診断名を並べるよりも、問題解決にはるかに近づくことになる。

愛着モデルの見立てが優れている点は、それが問題の改善に必要な手立てを同時に教えてくれ、そして実際の改善に有効であるということだ。単なる理論に過ぎず、実際には役に立たないというのとは大違いである。それどころか、最も改善が困難なケースにも、有効な方法となり得るのである。とくに、親がかかわることのできる子どもや若者のケースでは、とても有効なアプローチとなる。

このケースの場合も、男の子の症状や問題行動を改善させるのではなく、親との愛着を安定したものにすることを目指した。すると抜毛という行動の問題だけでなく、学校での適応や学習意欲にも顕著な改善が見られ、一年後にはすっかり落ち着いたのである。

虚言癖ではなく、「叱りすぎ病」「愛情不足病」

このケースでもはっきり認めることができるのが、医学モデルのとらえ方の根本的な前提——病気であり障害をもっているのは、患者として症状を現している人だという前提——である。

よく嘘をつく子どもがいて、児童精神科の外来に連れていかれたとしよう。診察の結果、「虚言癖」という診断がなされ、治療に通うことになった。これは言い換えると、子どもが、治療の必要な「虚言癖」という病気にかかっていると医師が診断したということだ。

そのことを聞いた親や第三者は、「やはりこの子は病気だったんだ」「虚言癖という病気があるから、あんなに嘘ばかりつくのだ」と理解するかもしれない。

しかし、誤解してはいけないのは、「虚言癖」は原因ではなく、結果だということだ。虚言癖という実体をもった病気があるわけではなく、単なる症状に病名をつけたに過ぎない。

むしろ原因に関係しているのは、「虚言癖のある子どもは、親から叱られすぎたり、愛情不足を感じていたりすることが多い」という事実だ。本人の問題というより、親の対応に問題があることが大部分なのである。このことは、本人を治療する以上に、親にかかわり方を指導した方が、改善が得られやすいことからもわかる。

症状を引き起こす原因を示すものが、本来の診断名だとすると、「叱りすぎ病」とか「愛情不足病」といった診断名の方が、よほど実態に即している。親の「叱りすぎ病」の症状として、叱られるのをその場だけでも逃れようとした子どもが、嘘をついてしまうことになっているのだから。

虚言癖という症状だけを表す診断をすることは、本当の原因をかえってわかりにくくし、症状が出ている当人だけに問題を押し付けてしまいかねないことになる。

医学モデルの死角――本当の原因を隠す巧妙なトリック

病気や障害は当人に起きている問題だと考えるから、当然、当人を診察し、検査し、診断し、当人を治療しようとする。つまり、病気は、本人に帰属する問題とされるのである。医学モデルの問題の一つは、この点にある。

たとえば、発達障害の一つであるＡＤＨＤの場合で考えてみよう。

ＡＤＨＤは、多動や不注意、衝動性を特徴とするもので、遺伝要因が大きいとされ、生まれもった障害と考えられてきた。そのため、ＡＤＨＤと診断されることは、遺伝子レベルで決定された障害と認められたことを意味する。これは言い換えると、本人自身の中に原因が内蔵されていたのであり、仕方がない問題だということになる。

ところが、実際に臨床の現場で出会うＡＤＨＤのケースでは、非常に高い頻度で虐待を受けている。もちろん、ＡＤＨＤがあると落ち着きがないので、叱られやすいということもあるが、叱られたり、暴力を振るわれたりすることで、余計にＡＤＨＤの症状がひどくなってしまうこともわかっている。

親の事情により施設で育った子どもでは、高頻度で多動や不注意、衝動性などの症状が認められる。また、虐待や養育放棄によって起きた愛着障害では、ＡＤＨＤと同様の多動などの症状を伴うのが普通だ。そして愛着障害によって起きている多動や不注意も、愛着障害という診断ではなく、大部分がＡＤＨＤと診断されているのが実情である。

つまり、本来は愛着障害と診断されるべきケースが、少なからずＡＤＨＤと診断されているということだ。

こうした問題も、結局、医学モデルで診断する場合に暗黙の前提としていること、つまり、「症状を呈している者が、診断すべき対象だ」という固定観念から生じている。それは、まるで巧妙なトリックのように、本当の原因を覆い隠し、最も過敏で無抵抗なために症状が出るにいたっている人に、「病気」や「障害」という原因を押し付ける結果になっている。

外因でも内因でもない、身近な存在という撹乱因子

医学モデルは、病原菌や外傷といった純粋に外的な要因によって起きた障害の場合や、遺伝子や生活習慣といった本人に内在する要因により起きた疾患や障害においてはうまく機能する。

ところが、そこに人間の気持ちや作為が関与すると、そうともいえなくなる。

たとえば、同じ外的要因による場合でも、わが子に毒を飲ませ、病気を作り出す行為にふけってしまう「代理ミュンヒハウゼン症候群」というものがある。

この場合、医学モデルでいくら頑張って本人の診断や治療をしても、症状は良くならない。起きていることが、「本人」の病気や障害ではなく、献身的な愛情深い親に見える存在によって引き起こされているということに気づいて、親を本人に近寄らせないようにするしか、改善の手立てはない。

遺伝子のような内因でもなく、病原菌や外傷のような外因でもない、その中間に位置する身近な存在との関係が、攪乱《かくらん》因子としてかかわっている。支え手であるはずの存在が、じつは原因となっているというトリッキーな状況も珍しくない。

こうした例は、極端な例と思われるかもしれないが、意外なほど身近にあふれている。病原菌や毒を食事や点滴に混ぜるほど、あからさまな意図をもって病気を作り出しているわけではないが、不安定な親や不仲な両親は、知らず知らずのうちに、わが子に大きなストレスを与え、病気を作り出してしまう。

熱心すぎる親は、すべてのレールを敷きすぎて、子どもの主体性や意欲を奪《うば》い、無気力な状態に陥らせる。

こうした場合、医学モデルにとらわれすぎ、子どもだけを見ていたのでは、何が起きているのか真実に気づかないこともある。本当の原因が、親の不安定な状態や、両親の不仲、否定的な養育や、主体性の侵害にあるとしたら、いくら子どもを診断し治療したところで、良くなるわけがない。病気は、二次的な副産物であって、原因ではないからだ。

原因を突き止めるということが、本来の診断ということであれば、当人の症状にとらわれず、もっと大きな視点で、何が起きているかを知る必要がある。

教師、夫、上司——信頼すべき存在が愛着を傷つける

子どもの心や行動の問題の多くは、当人の問題よりも、家庭環境や学校環境の問題を反映している面が大きい。家庭や学校に居場所があり、周囲から受け入れられ、自分の存在価値を認められていると感じているかどうかが、本人の適応状態を左右する。

実際、居場所や承認の面で改善があると、「病気」や「障害」とみなされていたことが、影をひそめてしまう場合もある。発達障害のケースでも、居場所ができ、周囲から受け入れられることで、その人の抱えている特性自体は何ら変わっていないのに、生活の支障が大幅に減り、別人のように適応が良くなることもある。

こうした問題は、親子の間において最も顕著に認められるが、夫婦やパートナー間でも見られるし、教師と生徒、上司と部下という関係においても見られる。こんな場合には、問題があるのは明らかに夫や上司なのに、症状化しているのは妻や部下、というケースは山ほどあるだろう。だとすれば本人をいくら治そうとしても限界がある。妻や部下に見られている症状は、本当の問題の「影法師」に過ぎないからだ。影法師をいくらつかまえ治療しようとしても、無駄である。

つまり問題の本体は、患者とされた人にではなく、本人が最も信頼を寄せるべき存在との関係にあるということだ。世話や保護を与えてくれるはずの存在が、足を引っ張り、安全を脅かすという共通の構造が、そこには見られる。

こうした状況が、破壊的な作用を及ぼし、病気を生んでしまうのは、その存在との関係が特別なものだからでもある。受け入れられ、認められ、守られることを期待していたにもかかわらず、正反対のことが起きてしまうがゆえに、深く傷つくのである。

そこで受けるダメージは、虐待された子どもに認められるものと本質的に同じである。愛され、世話をされ、大切にされるはずの存在に、無視され、虐げられる、という経験をした子どもに起きることと、何ら変わらないのである。

虐待された子どもに起きる問題を「愛着障害」という言葉で最も的確に表現できるように、本来助けとなってくれるはずの特別な存在との関係で傷つくこともまた、愛着という仕組みを傷つけ、愛着障害を生む。

それゆえ、そこで起きている本質的な問題は、単なる「関係性の障害」や「対人関係の障害」ではなく、「愛着の障害」なのである。愛着の障害が起きることで、それ以外の対人関係においても、うまくいかなくなるのである。

DVやハラスメントもまた、愛着障害を引き起こし、引き起こされた愛着障害が、生活全般、対人関係全般をむしばんでいく。

こうした問題の本質を的確にとらえ、有効な対処をしていくためには、くり返しになるが、症状を、本人の病気や障害に由来するものとしてとらえる「医学モデル」では無理なのである。安全基地であるはずの存在が、本人を脅かすことで愛着障害が起きているという、「愛着モデル」でとらえることが必要になる。

虐待は身近に――家庭は「押し付け」と「評価」の収容所

今は、ごく一般の家庭でも、虐待が起きやすくなっている。明らかに痕跡《こんせき》が残る身体的な虐待でなくても、過度な支配や厳格さで、子どもを心理的に支配し、従わないと罰を与えるという形での心理的虐待は、頻繁に起きている問題だといえるだろう。

最もよくあるケースは、勉強や習い事に親が一生懸命になるあまり、子どもの意欲や関心とは無関係に無理強いし、従わなかったりできなかったりすると、感情的に叱ったり怒鳴ったりして、ときには暴力まで振るってしまうというものである。

二〇一六年八月には、勉強に取り組もうとしない我が子に腹を立て父親が刺し殺してしまうという痛ましい事件も起きている。それは決して特別な家庭の問題ではなくなっている。

もう一つありがちなケースは、子どもの行動上の問題について指導しようとして、それが行きすぎてしまい、虐待になってしまう場合だ。

しかし、どちらも構造は共通している。親が自分の基準や期待を子どもに求めようとして、期待外れだとそれが許せず、怒りをぶつけてしまうというパターンである。この構造の特徴は、親側の基準や期待を一方的に子どもに押し付けて、それに応えたら「良い子」と評価するが、応えられなかったら「悪い子」とみなして罰を与えるという構造だ。

これは一方的なコミュニケーションに陥った状態であり、後の章で詳しく見ていくが、安全基地の条件である応答性、つまり、子どもからの反応を受け止めながら、相互的なやりとりを重視して物事を進めていくということからも、また、相手を評価せずにありのままの存在を肯定的、共感的に受け止める、ということからも外れている。

相互性を欠いた一方的な押し付けと、評価に縛られた子どもは、主体性を奪われるばかりか、逃げ場所を失ってしまう。家庭は、安全基地とは正反対の、「危険基地」や「強制収容所」となってしまう。

それは、指導という名の虐待に他ならない。いかなる指導も、虐待の様相を帯びてしまうと、子どもを伸ばす方向には役立たず、子どもの安心感を脅かし、主体的な意欲を奪い、もっと問題を深刻にしてしまう。

勉強ができるようになるために、と思ってしたことが、かえって子どもを勉強嫌いにしてしまい、拒絶反応を起こすようになるケースも珍しくない。これは子どもの才能を潰《つぶ》す行為でしかない。また行動上の問題を治そうとして厳しく指導したばかりに、問題行動がさらにエスカレートし、反抗や非行が激しくなることも多いし、行動上の問題は改善したかに見えても、もっと厄介な問題——たとえば無気力や自己肯定感の欠如など——を生じてしまう。

ここで気になるのは、医学モデルによる診断と治療も、一つ間違えば虐待と同じ構造になってしまう危険があるということだ。親が自分の基準から外れた子を「悪い子」とするだけでなく、医学までもが、親ではなくその子の方を「異常」と診断することは、虐待に加担することにならないだろうか。

「病気」という仮構

くり返しになるが、医学モデルによって診断、治療がなされるがゆえに、先ほどの男の子にも医学的診断という大義のもと、「虚言癖」や「ＡＤＨＤ」といった病名がつけられる。そして、病名がつけられると、あたかもその病気が症状を引き起こしているような錯覚に陥る。これは医学モデルが引き起こすイリュージョンである。

「うつ」という言い方について考えてみよう。落ち込んでいる人が受診すると、「うつ」だと言われる。うつだからそんなふうに落ち込んで、意欲も湧かないのだと説明される。「うつ」は、まるで疫病神《やくびょうがみ》のようにその人に取りついている何かで、それが症状を引き起こしている、とされるのだ。

だが実際には、その人はじつは不倫中で、無意識のうちに罪悪感にさいなまれているのかもしれないし、もしくは、その人がまだ幼かったころ、母親がその人を置いて出ていったショックを、いまだに引きずっているのかもしれない。

医学モデルによる診断は、そんな細かい事情を覆い隠し、病名があたかも実体で、それが症状を引き起こしているような錯覚を生む。実際には、「うつ」などという実体は存在せず、それは医学モデルが作り出した虚構に過ぎないのだが。

しかし、それはたしかに便利な虚構である。ややこしい説明を一切省《はぶ》いてくれるからだ。ただ困ったことに、診断したとたん、それが仮構《かこう》（作り事）であるということを、専門家さえも忘れてしまう。いや、医療にかかわる専門家ほど、医学モデルに染まりすぎているので、仮構に過ぎない病名を、実体だと錯覚してしまう。

その結果、ある病名と診断された「患者」は、その病気を抱えていると信じ込んでしまう。回復するためには、抱えているその病気を治さなければならないと思い込んでしまう。

その症状を見慣れた専門家ほど、同じ症状の人を診ると自動的にその病気だと考えてしまい、薬を処方するなどの治療行為を施そうとする。治療しようとしている病気が、仮構に過ぎないということも忘れている。

その典型が愛着障害のケースである。また、愛着障害とよく似た構図で起きるのが、適応障害である。

適応障害は、学校や会社といった環境に合わなかったり、環境から過剰なストレスを受けたりしたことで、うつや不安などの症状が起きるものである。症状だけで診断してしまうと、うつ病とか不安障害といった診断名がついてしまう。

しかし、通常のうつとは異なり、その環境から離れれば、症状はぐっと薄らぎ元気になる。このことから、その人自身が抱える病気というよりも、環境からのストレスによってもたらされる症状であることが明らかとなる。

愛着障害は、適応障害の状況が幼い赤ん坊のときから生じていたことによる後遺症のようなものだと解することもできる。赤ん坊ゆえに、その環境にたてついたり、他に鞍替《くらが》えしたりする余地はない。それがいかに厳しい状況かは、想像に余りある。

愛着障害や適応障害と適正に診断されれば、その診断名には「本人だけの問題ではないこと」が暗に示されている。だがその病名は、あくまでも苦しんでいるその人に冠せられる。

本来であれば、病名がつけられるべきは、養育者や環境の方なのかもしれないが、病名をつけられ患者とされるのは、やはりあくまで苦しんでいる本人なのである。そこにも、医学モデルの限界があるといえるだろう。

医学モデルには効用もある

ここまで、医学モデルの限界やデメリットについてくり返し述べてきたが、誤解のないようにいえば、医学モデルがすべて悪いわけではない。もちろん効用のある面もあるし、だからこそ、長きにわたって生き延びてきたともいえる。

「病気」という見方、つまり、症状の背後にある病気を診断し、それに基づいて治療するという医学モデルは、精緻《せいち》な診断と、治療の体系を生み出してきた。実際には、感染症を除いて、さほど生命予後を改善したわけではないものの、人々の絶大な信頼を獲得するにいたった。救ってくれるかどうかはわからないものの、その人の運命をほぼ正確に知るという意味で、神のような地位を獲得してきたのである。

その信頼の大きさは、つぎ込まれる莫大な医療費の金額にも反映されているだろう（日本の医療費だけでも四〇兆円を超えている。国家予算の四割にも相等する額である）。病院にかかっても、大して利得はないと多くの人が思うのであれば、これほど多くの人が病院に詰めかけることはないに違いない。医学への信頼は、絶大といえるほど大きいのである。

実際の効用からすると、それはほとんど信仰のようにも思える。神なき時代に生きる人々がすがるものとして、医学の隆盛があるのかもしれない。

しかし、絶大な権威が生まれると、必ず権威の暴走や弊害も起きる。それは歴史が何度も証明していることである。本来は適用すべきでないようなところにまで、医学モデルが拡張され、援用されるということが起きる。

とはいえ、ここでは、医学モデルのメリットについて、もう少し述べてみたい。

その一つは、先ほども触れたように、「面倒な説明を省いてくれる」ということである。病名を言うだけで、強い説得力が生じる。不可解なことが、じつは病気の症状として起きているのだという説明は、狂気にとらわれた人さえも、一瞬、はっとさせるほどだ。

ほとんどの人は、「それは病気の結果起きているのだ」と言われると、反論できなくなる。常識では受け入れられないようなことも、医学モデルに当てはめて理解することで、ある程度受け入れることができるのである。

診断のもつ力──「困った人」から共感と配慮へ

たとえば、いつもは元気で、優しく、責任感の強い人が、活気なく、無愛想で、やるべきことも怠っているとする。もしその人が、「うつ病」だと知れば、周囲の人は、「これまで頑張りすぎたのだ」と思い、その人に対して優しい気持ちになるだろう。

つまり「病気にかかっている」と理解することで、その人が普段とは違う弱った状態にあるのだと受け止めることができ、それによって寛大で思いやりのある対応を引き出すことにつながる。それまで「怠《なま》け」だと思って厳しい目を向けていた場合でも、その人が「病気」だと診断されると、責める気持ちはなくなり、その人の状態を配慮した対応に変わりやすい。

医学的な診断は、治療の方針を決めるという目的以外にも、本人への共感的な理解を促《うなが》し、負担やプレッシャーを減らすという効能があるわけだ。

発達障害のケースでも、しばしばそうしたことが起きる。頓珍漢《とんちんかん》な発言やマイペースな行動は周囲をいら立たせてしまいがちだが、「発達障害」として診断されることで、本人にはどうしようもない特性で、本人自身も困っているのだと理解でき、仕方がないかと受け入れる気持ちになれることも多い。つまり、医学モデルをうまく使えば、周囲の理解や受容を高めていくことができる。それによって、本人の課題はとくに改善したわけではないのだが、本人と周囲との関係が改善することで、状況が劇的に良くなることも少なくない。

境界性パーソナリティ障害の場合にも、同じことがいえる。リストカットをしたりして周囲を振り回してしまうため、親や周囲は「困った人」とみなしてしまうことも多い。それによって、周囲の否定的な対応が強まり、本人はわかってもらえないと感じ、ますます不安定になっていく。

このとき、医師が「境界性パーソナリティ障害だ」という診断をおこない、「本人は周囲を振り回そうとしてそういった行動をしているのではなく、強い自己否定に囚《とら》われ、自分を傷つけることでしか気持ちのバランスを保てないのだ」ということを伝えることで、周囲の見方も少しずつ変わっていく。理解されたと感じることで、本人の状態も改善しやすい。

このように、医学モデルには、本人を「病人」として保護する働きもある。状況に応じて、医学モデルの良い点を活用することも大事である。

だが同時に医学モデルは、便利で強力な説得力をもつがゆえに、安易に拡張し、心理・社会的な問題にまで適用しようとすると、思わぬ落とし穴に陥ることになる。

厄介なケースほど、愛着モデルが有効

本書の冒頭にも述べたが、不安定な愛着と関連が深く、発症のリスクを高めることが知られている疾患や障害名は、ざっと並べただけでも次のようなものがある。うつ、中でも慢性のうつ状態、気分変調症、境界性パーソナリティ障害、不安障害、若年発症の双極性障害（躁うつ）、解離性障害、ＡＤＨＤ、非行（素行障害）、虚言癖、抜毛癖、窃盗癖《せっとうへき》、ＰＴＳＤ

（心的外傷後ストレス障害）、摂食障害、アルコール依存症、薬物依存症、インターネット依存症などの依存症……などなど。

また、深刻な愛着障害の場合には、発達障害と見分けのつかない状態が生じてしまう。こうしたケースでは、愛着障害と診断されることは稀で、大部分が発達障害として扱われているのが現状だ。

愛着の問題は、うつや不安、自己否定といった精神的な問題だけでなく、虚言や非行、依存行為、自傷など自己破壊的行為など、行動の問題に結びつきやすいことも知られており、その人の生活や人生に破壊的な作用を及ぼしてしまうことも少なくない。

これらの診断が複数当てはまる人では、個々の病気や障害が合併しているというよりも、愛着障害の結果、一連の問題が起きていると考えた方が理解しやすいだろう。そのような問題に対して医学モデルを適用し、表面に現れている症状だけから診断してしまったのでは、本当の問題はかえって見えなくなってしまう。

さらに不幸なことに、いったん本人の病気や障害と診断されてしまうと、あくまで本人の「異常」や「問題」とみなされ、治療や手当てが施される場合も、その標的は、本人自身の症状や問題行動となることが多い。もっと大きな原因が、すぐ近くにでんと構えているのに、そこに目を向けないのだ。そこにこそ働きかけをおこなうべきなのに。

寂しくて泣いている子に、薬を飲ませるか

このような医学モデルでは、たとえ症状を改善できたとしても、根本的な解決にはならないどころか、もっとさまざまな症状が起きてきたり、将来もっと厄介な問題が生じてしまったりすることもある。なぜなら、症状や問題行動というのは、本当の問題の存在を知らせ、それに真に必要な対処をするようにと警告してくれているものだからである。

これについては、愛着モデルを使えばよく理解できる。愛着モデルで見れば、症状は「愛情を取り戻そうとする試み」であり、アピールなのである。

子どもが、お腹が空いているわけでもないのに、泣いているとしよう。泣いているのは、何か手当てを訴えているからだ。嫌なことがあったのかもしれないし、愛情が足りていなくて、もっとかまってほしいのかもしれない。

ところが、この泣いている状態を「症状」と見て、「泣き虫病」と診断し、泣かなくなる薬や行動療法を処方したとしたらどうなるか。

たしかに子どもは泣かなくなった。だが、泣くことによって、せっかく何かを訴えようと

した、その行動が消されただけのことである。子どもの中にあった気持ちは、うやむやにされたものの、解消されたわけではない。

小さい子どものうちであれば、親がかかわってあげることで、不足を補うことができたかもしれない。だが、そこで「症状」だけを止めてしまったことによって、問題はなくなったとみなされ、結局、必要だった手当てが施されないまま、大きくなってしまう。

どんな子どもが出来上がるかは想像に難くない。成長したその子は、同様に泣いている子を見て、優しくしてやろうと思うよりも、薬か行動療法で黙らせようとするかもしれない。

いくつも病名が並んでしまうような複雑な病状を示すケースほど、そこには愛着の問題が絡んでいる可能性が高い。そうしたケースほど、医学モデルよりも愛着モデルがうまく当てはまることが多い。愛着モデルによって、単にその病態の理解が助けられるだけでなく、解決の方策も見えてくるのである。

愛着モデルに基づいた問題改善のアプローチについては、第4章以降で詳しく見ていこうと思うが、次の第3章では、愛着というものがどのように見出され、理解されてきたのか、その歴史を振り返りながら、愛着について基本的なことも含めてたどっていくこととしよう。

第3章　愛着の発見と、愛着理論の発展

疎開児童と戦災孤児の調査から始まった

驚くべきことだが、愛着という現象や、それがもつ重要な意味について理解されるようになったのは、せいぜいこの半世紀ほどのことである。

それまでは、母親と子どもの結びつきといえば、お乳をもらったり世話をしてもらったりするという実利的な理由のためで、その必要がなくなれば、子どもは自然に母親を卒業していくものだ、というくらいに考えられていた。

またむしろ、子どもを母親に甘えさせたり、母親が子どもを可愛がったりすることは、子どもを弱く、自立できない人間にしてしまうと思われて、母子の結びつきは困ったことのようにみなされがちだった。以前は洋の東西を問わず、父権の強い社会だったということもあり、母親よりも父親との関係が幅を利かせていたのである。

人々の思い込みを変えるには長い時間が必要であるが、それまでの常識では説明できない事実に着目する人も現れ始めた。その一人がイギリスの精神科医ジョン・ボウルビィである。

ボウルビィは、まだ医師になりたてのころ、非行少年の施設で働いたことがあったが、窃盗を犯した少年の事例を集めてみると、驚くべき事実がわかった。施設のほとんどすべての少年が、母親からの愛情不足を味わっていたのである。

その後、一人前の精神科医となったボウルビィが遭遇することになったのが、第二次世界大戦という悲惨な戦争である。イギリスも爆撃機による空襲やミサイル攻撃など、激しい戦火にさらされ、子どもたちは親元を離れ、疎開せねばならなかった。戦災で親を失って孤児となる子どもも続出したのである。

ボウルビィは、そうした子どもの調査を手がけることとなるが、その結果、明らかとなったのは、母親の喪失や不在によって、子どもたちが破壊的ともいえるダメージを負っていたという事実であった。栄養や世話は足りているのに、成長が止まってしまうなど、さまざまな発達上の問題や情緒的、行動的な問題を抱えていたのである。これは従来の理論では説明できない現象であった。

当初ボウルビィは「母性愛剥奪《はくだつ》」という用語を用いて、この事態を説明しようとした。

愛着理論の父――ボウルビィ

その後、ボウルビィは、母子の結びつきが破綻することによって起きる破壊的ダメージが、人間に限らず、動物でも見られることを知り、母子の結びつきを生物学的な現象として理解するようになった。そして、特定の養育者との結びつきが、幼い子どもの発達や安定にとって不可欠な役割を果たしているという確信をもつようになり、その結びつきを「愛着」と呼ぶようになったのである。

ボウルビィは、「捕食動物に食べられる」という危険から子どもを守るためには、幼い子どもが母親にくっついていることが必要であり、身体的な密着を求めようとする仕組みが進化したのだと考えた。

その後、ボウルビィは、単に捕食者から身を守るだけでなく、不安を感じたときに愛着対象にしがみつくことができるということが、安心感の拠《よ》り所となり、活発な「探索活動」を支えているという考えを発展させた。つまり、安心感の拠り所をもつことによって、子どもは知的、社会的、情緒的経験を積むことができ、健全な発達を遂げ、安定した人格を獲得することができると考えるようになったのである。

さらに、養育者との安定した愛着が果たす「安心感の拠り所」としての役割に、「安全基地」という絶妙の呼び名を与えたのは、ボウルビィの研究協力者であった、心理学者のメアリー・エインスワースであった。

そして、彼女は、愛着理論に大きな発展をもたらすことになる。

ウガンダで「安全基地」の発見――エインスワース

ボウルビィが、愛着理論の父ならば、エインスワースは、その母と呼ぶべき存在だろう。エインスワースはアメリカで生まれ育ち、心理学の教育を受けたが、結婚を機にロンドンに移住することになった。異郷の地で仕事を探そうとしていた彼女の目に留まったのが、新聞に載っていた求人広告だった。それはボウルビィが、共同研究者を募集する広告だったのである。

今でこそ、母親と子どもの結びつきの重要性や愛着理論には大きな関心が寄せられるが、二人が共同研究を始めたころには、そのことに注目する人は少数だった。ボウルビィの研究も、評価されるよりも、「眉唾《まゆつば》だ」と胡散臭《うさんくさ》い目で見られることの方が多かった。イギリスの研究者ではなく、アメリカからやってきたばかりの事情のわからない若手研究者のエインスワースが、ボウルビィの共同研究者に選ばれたということにも、そうした背景が関係していただろう。

だが、それは、結果的に幸いした。エインスワースは、従来の理論にとらわれることなく、自分の目で実際に見た観察事実から、まったく新しい発見を成し遂げ、愛着理論の基礎を築く上で欠くべからざる役割を果たすことになるのである。

彼女に大きなチャンスをもたらしたのは、アフリカのウガンダへの転居だった。ロンドンにやってきた四年後、エインスワースは夫とともにウガンダのカンパラに行くことになったのだが、その機会を彼女は十分に活用した。

ボウルビィのもとで三年半にわたって研究し、エインスワースも愛着の重要性を確信するようになっていたが、それまで主に研究対象としてきたのは、愛着の絆が壊されたり、うまく育まれなかったケースが中心であった。

逆に、安定した愛着が結ばれるとき、どういった兆候が見られるのか。どんな条件が安定した愛着を育みやすくするのか。そうした新たな関心をもって、新天地での研究にとりかかったのである。

彼女は、二十六の家族を九か月にわたり定期的に訪問して観察をおこなった。その結果、安定した愛着を育んでいる母と子では、一言でいうなら「母親が『安全基地』として機能している」ということを見出したのである。

つまり、危険が迫ったときだけ子どもは安全基地のもとに逃げ込み、危険が去ると、子どもは再び母親のもとを離れ、自らの活動に戻るのである。母親という安全基地が存在することで、子どもは「遊び」という探索行動を、安心しておこなうことができていた。

ウガンダでは、大部分の母親と子どもは強い愛着で結ばれていたが、中には例外もあった。母親に懐《なつ》かず、母親に甘えようとしない子どもも一定割合いたのである。

いったい何が、両者の違いを生んでいるのか。エインスワースは注意深く観察した。その結果、最も重要な因子として抽出されたのが、母親の感受性であった。

安定した愛着が育まれているケースでは、母親はわが子の変化や兆候を見逃さず、素早く反応した。それに対して、愛着が弱い、あるいはまったく見られないケースでは、わが子の反応に無頓着《むとんじゃく》で、泣いていても抱き上げようとしなかった。

だがウガンダにおいては、あくまでそれは少数の例外的な存在で、ほとんどの母親は、子どもにとっての安全基地としての役割を果たしていた。

ボルチモアでの衝撃——大都市での観察

さらに十年後、エインスワースは、今度はアメリカのボルチモアで調査をすることになるが、その結果は、彼女にとってショッキングなものだった。

ボルチモアは、カンパラとは対照的な、近代的な大都市である。驚いたことにそこでは、かなりの割合の子どもたちが、カンパラでは例外的だった反応を見せたのである。つまり、母親がいようがいまいが関係なく、遊びに熱中する子どもが多く見られたのだ。その子どもたちにとって、母親は安全基地として機能していなかったのである。

衝撃とともに強い興味を覚えたエインスワースは、愛着の質を判定するための方法を考案する。それは「ストレンジ・シチュエーション・テスト」と呼ばれる検査である。

実験用の見知らぬ部屋に、最初は一歳児の子どもと母親が招き入れられ、続いて、見知らぬ人が現れる。子どもがおもちゃで遊んでいる間に、母親がこっそりいなくなり、しばらくして、また現れるという操作をおこない、子どもの反応を観察する。初めての環境という不安の高い状況で、母子分離という試練に子どもがどう反応するのかを見るのだが、これが愛着の質の判定にとても有用なのである。

一群の子どもは、母親がいなくなると、不安そうにしておもちゃで遊ぶのをやめるが、母親が戻ってくると、安心して遊びを再開する。このタイプの反応は、母親との愛着が最も安定しているタイプの子どもに見られ、「**安定型愛着**」と呼ばれる。

それに対して、母親がいなくなっても、無関心に遊びを続けている子どももいる。戻ってきても、とくに再会を喜ぶわけでもなく、自分の遊びに熱中している。このタイプの子どもは、普段の生活の観察でも、母親に甘えることが少なく、母親との結びつきが希薄で、「**回**

避型愛着」と呼ばれる。

ただし、心拍数を測定すると、母親との分離に反応して上昇していることから、体の方は反応していることがわかる。しかし、行動や態度には、そうしたことはおくびにも出さず、無関心な態度をとってしまうのである。

ボルチモアの子どもたちが、母親がいてもいなくてもおもちゃで遊んでいることに、エインスワースは驚いたのだが、ウガンダではごく少数しか見られなかったこの回避型が、ボルチモアではずっと高い割合を占めたのである。

さらにもう一つのタイプでは、母親がいなくなると過剰なまでに不安がり、母親が戻ってきてもなかなか自分の遊びには戻ろうとせず、母親がいなくなったことに腹を立て、せっかく戻ってきた母親を拒否したり、叩いたりする。あるいは、またいなくなるのではと、不安が続いてしまう。

このタイプは、過剰なまでに母親にしがみつこうとする一方で、母親が抱こうとすると抵抗したり、攻撃したりするというアンビバレントな反応をすることから、「**抵抗／両価型愛着**」と呼ばれる。

エインスワースは、この三つのタイプに分類したのであるが、後に、彼女の弟子であったメアリー・メインが、もう一つのタイプがあることを発見する。

それは、ほかのどのタイプとも違い、母親と再会したとき、凍《こお》り付くように固まったり、強い当惑を見せたり、そっぽを向いたまま近づいたりという奇妙な反応を見せるタイプである。こうした反応は一瞬しか現れないので、見落としてしまうこともある。

このタイプでは、一定した愛着パターンが確立されておらず、さまざまな反応が混在して見られることも特徴だった。このタイプは「**無秩序型（混乱型）愛着**」と呼ばれる。

お察しかと思うが、虐待されている子どもに典型的に認められるタイプである。子どもは親に頼り、すがるしかないので、親に対して愛着を覚えつつも、その愛着対象が、同時に恐怖の対象でもあるという過酷な状況に暮らしているのである。このタイプには、身体的虐待が起きているケースが当てはまるだけでなく、親自身が自分はとてもいい親だと思っているようなケースでも、じつは押し付けや支配による心理的虐待が起きていて、子どもがこのタイプの愛着を示すこともある。

四つの愛着タイプとその要因

エインスワースは、愛着タイプの分類をおこなうとともに、そうした愛着が生まれる要因について、母親の接し方がカギを握っていることを解明していった。

その後わかってきたことも含めて、各タイプの要因や背景について整理しよう。

「安定型」の子どもの母親の特徴は、先にも触れたように、高い感受性をもって子どもに応えることである。これを「応答性」という言い方をすることもある。

つまり、子どもの危険な兆候を読み取り、泣くとすぐに抱っこして優しく慰《なぐさ》めるが、同時に、子どもが求める以上には抱き続けることはせず、子どものニーズに合わせて対応を臨機応変に変える。一言でいえば「子どもの安全基地」となることができていたのだ。これらの母親は、授乳をはじめとしたスキンシップを楽しむ傾向も見られた。

一方、「回避型」の子どもの母親の特徴は、拒否と無関心だった。子どもたちが泣いたり、悲しそうな表情になると、母親の方から強く拒否してしまったり、自分の殻の中に引きこもってしまうのだった。体を触れ合うことにも、むしろ嫌悪感を抱いてしまう。

子どもの側としては、求めても無視されて応えてもらえないという状況を何度も味わううちに、求めない反応が身についてしまうと考えられる。しかしときには、母親に拒否されることに怒りの反応を示すこともある。彼らが将来示すことになりやすい、「普段はクールなのに、突如キレる」という反応を思わせる。

ただ、回避型の要因や背景としては、近年、もう一つの養育パターンも原因となることがわかってきた。それは、「拒否・無関心」型の親とはまったく逆に、「過保護・過干渉」な親に支配されて育った場合である。

本人の主体性やニーズに関係なく、一方的に与えられ、指図されつづける境遇におかれると、その子は猿回しのサルのように、主体性をもつことができなくなる。その子にとって親は、安全基地というよりも、心理的支配という虐待をおこなう存在になってしまう。

親から心理的支配を受けて育った人は、他人というものを自分の自由を邪魔する煩わしい存在だとみなすようになる。そのため、周囲の人と物理的、心理的に距離をとることで、自分の安全と自由を確保する、という行動パターンを身につけてしまいやすい。

こうした境遇で育った人では、親が決定権をもちすぎたために、自分の気持ちや意思に従って行動することができない。自分の気持ちや意思が自分でもわからない、ということも起きやすい。本来の回避型の子どもが、早くから自立し、人に頼ろうとしないのに対して、心理的支配を受けて育った回避型のケースでは、親密な関係や情緒的なつながりをもつことを好まない一方で、親には依存し、良い子であろうと周囲の顔色をうかがうなど、回避型と両価型が混じった「恐れ・回避型」と呼ばれる愛着スタイルを呈しやすい。

三つ目の「両価型」の子どもの母親は、気まぐれなところやムラがあり、子どもの求めに過剰なまでに反応するかとも思えば、他のことに気をとられて上の空で、まったく反応しなかったりする。

また、過剰反応するときも、子どもの本当のニーズとはズレを起こしやすく、見当外れな方向に暴走して、かえって子どもを不安にしてしまう。

甲斐甲斐しく子どもにかかわっていた母親だったのが、下に子どもができたり、夫婦間に問題が起こったことで、その子にあまりかかわれなくなり、愛情や世話に急な落差が生まれることもある。こうしたことも、子どもを不安にし、母親が応えてくれるまで過剰に求めようとする反応が身につきやすい。

「無秩序型（混乱型）」はいうまでもなく、虐待される子に典型的なもので、被虐待児の八割以上にこのタイプの愛着が認められたとの報告もある。しかし、虐待されていないはずの子にも、少数ながらこの愛着パターンが認められる。

その要因として、心理的虐待の存在が推測されるが、それ以外にも、親自身が子育てを非常に負担に感じて、親の方が子どもから脅かされているように感じていたり、また親が心に傷を抱え、そのことにしばしばとらわれてしまうような場合にも、子どもは確固とした安心感をもてず、いつか親という支えがなくなってしまうのではないかと、予測がつかない状況で暮らすことになり、無秩序型に陥る危険があると考えられる。

持続する愛着パターンと、将来のリスク

いくつもの長期的な研究がおこなわれ、幼いころに認められた愛着パターンが長く持続しやすいこともわかっている。また、不安定な愛着パターンを示す子どもでは、将来、それぞれ特徴的な問題や症状を呈しやすいことも知られている。

一歳の時点で安定型を示した子どもは、成人したときも安定型を示しやすく、対人関係や社会適応で最も困難が少なかった。ストレス状況に耐性が高いだけでなく、助けを求めたり、自己主張することもできたのである。そして安定型を示す成人では、離婚率も低く、心身の病気にかかるリスクも小さいことが示されている。

回避型の子どもでは、学校での暴力的トラブルや反抗、非行といった行動上の問題が起きやすい。その要因としては、甘えようとせず、不愛想で、表情も乏しいことが多いため、可愛げがないと受け取られ、厳しい反応や否定的な対応を、親からも教師からも引き出してしまいやすいことが挙げられるだろう。

甘えず、独力で生きていこうとする態度は、人生を思った以上に過酷なものにしてしまいやすいのだ。回避型の場合は、子どものころにはいじめる側に回ることが多いとされるが、大人になったときも、暴力的な問題やＤＶのリスクが高い。

また、回避型を示した子どもは、将来、心身症や解離性障害にかかりやすいともいわれている。このタイプの人は、自分の身体感覚や感情に鈍感なところがあり、弱音や苦しさを表現したり、助けを求めたりしないため、とことんまで追い詰められ、体の方が先に悲鳴を上げてしまうということも多いのである。

パーソナリティの問題にもつながりやすく、自己愛性パーソナリティ障害、強迫性障害、シゾイド（統合失調質）パーソナリティ障害などに発展する場合もある。

それに対して、両価型の子どもは、将来、不安型愛着スタイルと呼ばれる、周囲の顔色に敏感で、過剰に愛情や承認を求めてしまうタイプの愛着を示しやすい。このタイプはいじめを受ける側になりやすいとされる。また、不安障害や依存症になりやすく、依存性パーソナリティ障害や演技性パーソナリティ障害に発展することもある。

無秩序型（混乱型）の子どもは、ＡＤＨＤや情緒・行動面の障害を呈しやすく、また将来、境界性パーソナリティ障害やさまざまな精神疾患にかかりやすくなる。

親のタイプを調べる——年輪のように刻まれる愛着パターン

愛着の研究は、そもそもが子どもの問題から始まったように、その主要な関心は乳幼児の段階の子どもとその母親に注がれてきた。エインスワースの業績も、幼い子どもと母親を対象としたものであり、愛着パターンの分類も、もともとは一歳児を対象にしたものであった。

しかし、子どもはやがて大人になる。その先はいったいどうなるのだろうかという疑問が当然湧く。子どもが異なる愛着パターンをもつのならば、その母親や父親も、異なる愛着のパターンをもっているのではないのか。その影響は、どうなるのかという疑問も湧いてくる。

そのテーマの解明に最も貢献した一人が、エインスワースの教え子であったメアリー・メインである。

メインは、一歳の段階と六歳の段階で、愛着の安定性を評価する検査をおこなった。さらにその両親にも、愛着のタイプを評価するための検査を受けてもらい、それらの関連性を調べたのである。

メインの試みの画期的な点は、愛着タイプを評価する方法にもあった。一歳児の評価には、エインスワースと同じストレンジ・シチュエーション・テストが用いられたが、六歳のときの検査では、ある家族が別れる場面を写した写真を用いて、それについて語ってもらうという方法でおこなわれた。

その結果わかったことは、直接の別れというシチュエーションを設定しなくても、被験者が語る言葉や反応から、十分に愛着のタイプを見分けることができるということだった。

安定型の子は、家族が別れることに、寂しいだろうと共感を示しつつ、強く動揺することはなかった。回避型の子は、「知らない」など、何も感じないという反応をする。両価型の子は、追いかけるなど過剰にしがみつく反応について語るかと思えば、去っていく親をやっつけると言ったりする。無秩序型では、「逃げる」とか「隠れる」とかという表現が飛び出し、愛着する対象が同時に恐怖の対象でもあることが示される。

さらに、親の愛着タイプを特定するために、メインは「成人愛着面接（ＡＡＩ）」という方法を作った。親との関係について、思い浮かぶ形容詞を五つ語ってもらい、その一つ一つについて、関係するエピソードを話してもらうなど、親との思い出を、質問に沿って話してもらう。

親について肯定的に語るか、否定的に語るかだけでなく、具体的なエピソードを思い出せるか、また、どれくらいまとまった話をすることができるかといった点に注目して、その語りを聞くことで、その人の愛着の安定性やタイプを、非常に正確に把握することができることをメインは明らかにした。

安定型の人では、人生の事実に対する受け止め方が、実際に恵まれた幸福なものであるかどうかにかかわらず肯定的で、また豊かな思い出を、整然としたまとまりをもって語ることができた。

愛着軽視型（回避型に相当）の人では、親について、問題がない良い親だったと語ったりする場合でも、具体的なエピソードに欠け、子ども時代のことを想起することが困難なことが多かった。過去の事実に向かい合わず、思考からシャットアウトすることで、心の平安を保ってきた結果だと考えられる。したがって、カウンセリングなどで想起が進むと、否定的なエピソードが思い出されるようになるが、それに伴って、感情表現や自己感覚を取り戻していくことが多い。

とらわれ型（子どもの両価型に相当）の人では、過去の愛着関係にとらわれており、怒りの感情が強い。親に対するネガティブな気持ちに押し流され、混乱したり、話が延々と続いたりする。

未解決型（子どもの無秩序型〈混乱型〉に相当）と呼ばれるタイプでは、他のことでは平静に語ることができていたのに、愛着の傷となっている出来事に触れたとたん、話が混乱し、客観性が失われ、主観的な思い込みや感情の渦に飲み込まれてしまう。まったくその人自身には原因がないのに、「親の死は自分のせいだ」と言い出したりするのが典型的だ。

その人の体に年輪のように刻まれた愛着パターンは、直接、体験的事実を知ることができなくても、またその人の現実の対人関係をつぶさに観察しなくても、その人の語りを通して高い確度で知ることができるということを、メインは裏付けたのである。

その後の研究で、成人に見られる愛着パターンは、幼いころに認められた愛着パターンと高い連動性があり、生涯にわたって維持されることが多く、「愛着スタイル」と呼ばれるようになった。

愛着タイプの世代間伝播

メインはこうした方法を用いて、四十の家族において子どもと両親の愛着タイプを調べたのである。その結果は、驚くべきものであった。一歳のときと六歳のときの子どもの愛着タイプが、多くのケースで一致していただけでなく、母親の愛着タイプとも、かなりの割合で一致していたのである。

一方、父親の愛着タイプは、それほど強い関連を示さなかった。つまり、子どもの愛着タイプを見れば、母親の愛着タイプもおおむね予想することができたのである。とくに安定型か不安定型かという点では、高い確率で一致した。

言い換えると、安定型の母親の子どもは、安定型に育ちやすく、愛着軽視型の母親の子どもは、回避型に、とらわれ型の母親の子どもは、両価型を示しやすかったのだ。

この実験結果や、その後くり返しおこなわれた多くの追試、さらに、長期にわたる研究の結果、安定型の一歳児は、安定型の成人になりやすいだけでなく、母親となって子どもをもったときに、安定型の子どもを育てやすいということが示されたのである。そして逆もまた真なりだった。

このことは、愛着の安定性やタイプが、その人一代の問題にとどまらず、子や孫にも伝播《でんぱ》しやすいという事実を示唆《しさ》している。虐待が連鎖しやすいことや、同じような不幸が一つの家系にくり返されやすいという経験的な事実は、不安定な愛着が世代を超えて伝播しやすいという特性によって、ある程度説明できるだろう。

ただ同時に、そうした過酷な背景を抱えていても、不幸な連鎖を免れ、安定した愛着を示すようになる人もいる。そうしたケースでは、いったい何が起きているのだろうか。

この問いは、「愛着障害の克服」という本書のテーマにおいても、非常に重要な論点である。これについては後の章でじっくり考えていくことにするが、メアリー・メインは、安定型と不安定型の子どもや大人が示す語りについて、重要な特性の違いを見出している。そのことを次項で見ていこう。

メタ認知と振り返る力——安定型の特徴

安定型の人と不安定型の人の語りや思考の違いは、安定型の人では、「メタ認知」という心の働きがよく発達しているということである。

メタ認知とは、ただ、物事を考えるのではなく、考えている自分を、第三者的に考えることである。自分のことでありながら、自分の視点にとらわれず、一歩下がって俯瞰《ふかん》するように自分を見る。つまり自分を客観的に振り返る力が備わっている。

それによって、たとえ自分にとってつらい体験をしても、そのつらさにだけとらわれるのではなく、視点を変えて事態を見ることができる。こうした柔軟な視点の転換が、安定型の人の思考の特徴なのである。

それに対して、回避型（愛着軽視型）の人では、事実と向き合って考えること自体を避けてしまう。無論、振り返ることも避ける。

一方、とらわれ型の人では、怒りや不安といった感情に飲み込まれ、そこにとらわれてしまい、客観的な視点で物事を見たり、視点を変えたりすることができない。未解決型の場合は、それ以外のことには冷静な視点をもつことができても、愛着の傷にかかわることになると、感情に圧倒され、冷静な視点を失ってしまう。

メンタライジングを高める治療の開発

メインのアイデアをさらに推し進め、独自の心理療法を生み出すにいたったのが、イギリスの精神分析医ピーター・フォナギーである。

フォナギーによると、人間の体験の仕方には、三つの様式があるという。

一番目は、「心的等価の様式」である。その状態では、自分が感じていることや考えていることと、外的な事実は、区別されない。自分が主観的に感じていることが、そのまま客観的な事実なのである。ひどいことをされたと感じたら、それがその人にとっての現実なのである。

二番目は、「真似《まね》ごとの様式」と呼ばれるもので、そこで言ったり考えたりすることは、現実から切り離された空想や戯《たわむ》れや作りごとの世界であり、外的な現実とは無関係に、自分の思い通りの現実を想像し、体験することができる。だが、あくまでそれは、外の現実と向き合うことを避ける限りで、という条件付きである。

そして、三番目が、「メンタライジング、または振り返りの様式」である。

メンタライジング（メンタリゼーションともいう）とは、「心」というものを想定することで、相手の行動を理解する能力のことである。この能力を高めることによって、人は自分を振り返るだけでなく、相手の気持ちや全体の状況を考え、より高い視点を手に入れることができる。つまり、振り返る能力には、「共感能力」や「洞察能力」も含まれる。

振り返る能力が高い人では、実際に起きた出来事と、自分の感情や推測といった二次的な反応とを区別することもできる。それによって、事実そのものではない、自分の中に湧き起こった感情に押し流されたり、足を取られたりするということが起きにくい。

つまり、主観的な感情に判断を曇らされず、事実だけを客観的に見て、行動することができる。その結果、墓穴を掘るような過剰反応を避けることができるし、余計なことを言って、傷つけ合うことにもなりにくい。自分の感情や思い込みに左右されず、有利な行動の選択ができる。安定型愛着の人で、この振り返りの能力が高いのである。

親が安定型の場合、この「メンタライジング」や「振り返り」の力が高いことにより、子どもの反応に対して高い感受性をもち、子どもの気持ちを汲み取り、今、子どもが求めていることを返してやることができる。それゆえ、関係も安定しやすいのである。

不安定型の親は、逆にそれが苦手である。子どもに何も反応を返さなかったり、返しても、自分の気持ちや考えにとらわれた反応になってしまうので、子どもの求めるものとズレるだけでなく、タイミングもズレてしまう。それが、子どもにとっては、調子外れの楽器を聞かされるような、苦痛といら立ちの原因になる。安全基地となりにくく、愛着も安定しにくい。

逆境でも不安定になりにくい——「振り返る力」の高い人

もう一つ注目すべきことは、振り返る能力が高い人は、同じような逆境に遭遇しても、不安定型になりにくいということだ。そして、試練から回復する力も高い。

フォナギーは、こうした振り返る力の重要性に着目し、そこを強化することで、不安定な愛着を抱えた患者の治療を試みている。メンタリゼーション・ベースト・トリートメント（MBT：mentalization based treatment）と名付けられた治療法は、境界性パーソナリティ障害などの困難なケースの治療にも効果を認め、今後の発展が期待されている。

MBTには、さまざまな応用の可能性があるが、中でも注目されているものの一つに、スマート（SMART：short-term mentalizing and relational therapy　短期メンタライジング及び関係療法）と呼ばれる、児童・青年を対象にした統合的家族療法がある。

これは従来のシステム家族療法（家族を一つのシステムとして見て、それを動かしていく方法）とは異なり、家族の各メンバーの行動や認知を、過去の体験に遡《さかのぼ》って理解する取り組みを通して、メンタライジングを高めていこうとする。

これをおこなうことで関係が改善し、子どもの問題も改善に向かうとされる。なぜなら、問題が起きている家族においては、メンタライジングが弱く、感情ばかりが強いということが一般的に見られるからである。

しかもこの手法で注目されるのは、治療の前提となる考え方である。それは「家族の問題を長期的に改善するためには、『症状』の改善を図ろうとするよりも、愛着関係にかかわる部分で、『症状』に対する対処の仕方を改善していった方が効果的だ」というスタンスである。

この点は、筆者が医療少年院での体験から学んだことと大いに一致するといえるだろう。

後で述べるマインドフルネスや瞑想も、この振り返る力を高める効果がある。同時に、物事をありのままに受け入れ、それを「どうにかしようとしない」態度を身につけようとする。「こうあるべき」ではなく、「これもよし」と考える態度を、体得するのである。

こうした方法も、愛着が不安定な人が、それを乗り越えていく上で、一つの有望な手段となり得るだろう。

再発見されたオキシトシンの作用

ボウルビィは愛着を、単なる心理学的な結びつきというよりも、生物学的な仕組みだと考えた。しかし、その仕組みがどのような生理学的なメカニズムによって支えられているのかが知られるようになったのは、かなり最近のことである。

一九七九年、オキシトシンの脳内への投与が母性的行動を活発化したという報告がなされた。オキシトシンが育児に関与することを報告した最初の論文である。

オキシトシンは授乳や陣痛を引き起こすホルモンとして知られていたが、育児そのものにも関与することが示されたのである。だが、愛着へのオキシトシンの関与は、まだ明確ではなかった。

驚くべき研究結果が発表されたのは一九九五年のことである。プレーリーハタネズミという種は、一度セックスするとつがいとなり、生涯添《そ》い遂げることで知られている。このハタネズミに、オキシトシンの働きを阻害する薬物を注射したところ、セックスしてもつがいとはならず、他の相手を求めようとしたのである。

その後の研究で、霊長類の種でもカップルに同様の薬を投与しておくと、浮気をして新しい恋に夢中になりやすかった。オキシトシンは育児や母性的行動だけでなく、絆の維持そのものに不可欠な働きをしていることがわかってきたのである。

同時にこれらの研究は、多くの人（ことに女性）が、セックスした相手に対して愛着を感じ、ずっと一緒にいたいと思うようになる理由を解き明かしてくれている。つまり、セックスのときにオキシトシンが活発に分泌されるのだが、脳がオキシトシンを浴びているときに一緒にいた人に、人は特別な愛着を覚えるようになるということだ。

その後、オキシトシンには、社会性を高め、ストレスや不安を抑える働きもあることがわかってきた。オキシトシンの働きは愛着を支えているだけでなく、愛着行動によってオキシトシンの分泌が起きることで、ストレスや不安から身を守ってくれる仕組みも備わっていたのである。愛着する対象に接近し甘えることが、安全基地として機能するわけが、生理的なメカニズムからも理解できるようになったのである。

オキシトシンの働きを高める

近年、オキシトシンへの関心が爆発的に高まっているが、それをさらに後押ししたのが、オキシトシン系の機能不全が一部の自閉症に関与するという報告がなされ、さらにオキシトシンの投与が自閉症の改善に役立ったという研究結果がもたらされたことである。

オキシトシンの投与の効果については、一時的なものにとどまるという見方もあるが、オキシトシンの働きを高めるような取り組みは、もっと持続的な効果を生む可能性がある。とりもなおさず、それは愛着を安定化するということであり、だとすると、愛着の安定は、自閉症の改善にさえ寄与すると考えられる。実際、幼いころ自閉症と診断されたものの、成長するにつれ、診断が外れてしまうまでに回復したケースでは、例外なく愛着が安定しており、親や関係者が安全基地となって本人の成長を支えている。

安定した愛着の特徴としてフォナギーが重視したメンタライジングの働きは、自閉症の人で特異的に障害される機能といわれてきた。しかし一部のケースでは、安定した愛着関係に恵まれることで、メンタライジングの機能も回復を遂げるのである。

もちろん、遺伝子レベルの脆弱《ぜいじゃく》性があるため、完全に治癒するというわけではないが、社会生活に支障がないレベルまで回復することが可能なのである。

オキシトシンの投与は、自閉症の他にも、うつや不安障害、依存症、過食症などで効果が認められたと報告されている。病名に関係なく、このように広範囲な疾患にオキシトシンの効果が認められるのは、オキシトシンのもつ抗ストレス作用という癒《いや》しの効果によると同時に、疾患名に関係なく、愛着システムの問題が幅広く関与しているためだと考えられる。

しかし、薬物での投与は、内因性のオキシトシンの分泌をかえって低下させてしまう恐れもあり、また効果の持続性にも課題が推測される。むしろ、内因性のオキシトシンの働きを高めるような取り組み、つまり愛着自体を活性化し、安定的なものにするケアや治療が望まれることになる。

虐待、非行についての再理解

このように、愛着についての理解は、次第に深められていったのであるが、愛着や愛着障害への関心が、非常に大きくなった一つの背景として、虐待の問題が社会的にクローズアップされるようになってきたことがある。

アメリカでは、家庭の崩壊とともに、養育放棄や虐待の問題が深刻化し、一九八〇年に出たアメリカ精神医学会の診断基準DSM‐Ⅲ以降、「反応性愛着障害」という診断名が使われるようになり、次第に愛着障害という名称が知られるようになった。しかし、まだ特別な家庭の不幸なケースという感があった。

それが、この二十〜三十年の間に、身近な問題となってくると同時に、境界性パーソナリティ障害や摂食障害、依存症などの問題が急増し、そのベースに愛着の問題が指摘されるようになったのである。それらの患者は、程度の差はあるものの、ネグレクトや虐待を受けたケースだともいえる側面をもっていた。

虐待ケースに対しては、愛着の修復を目指した治療も試みられるようになっているが、すでに実践され、最も成果が認められてきた方法は、虐待する親から子どもを引き離し、養育能力のある里親や養父母に育ててもらうということであった。

愛着の傷を負った子どもたちが、安定した絆を結び直すことは容易ではないのだが、早くに安定した里親や養父母のもとに委《ゆだ》ねられた子どもでは、愛着障害の状態を脱し、その予後も良好だったのである。施設で育ったケースでも、職員の献身的な努力によって、安定した愛着を育み、良好な社会適応を示すケースも少なくない。

だが、その一方で、里親や養父母のもとに委ねられる時期が遅かったケースや、里親や養父母の側にも愛着形成を妨げる要因があるようなケースでは、関係が作れないままに終わってしまうことも多い。

施設の場合に、しばしば愛着にダメージを与えるのは、懐いていた職員の異動や退職である。子どもには、自分のことを特別に思ってくれて、守ってくれる特定の存在が必要なのであるが、施設では一人の職員が複数の子どもを担当することになるので、子どもの出入りによっても、安全基地を奪われるという事態が起きる。

もう一つ、昔から愛着障害がベースにある状態で、身近な問題であり続けてきたのは、非行のケースである。非行少年の半数以上が身体的虐待を受けているともいわれるが、ほとんどのケースが愛着障害を抱えている。非行少年の場合、ＡＤＨＤやＬＤ（学習障害）など、発達面での課題を抱えていることも多いが、それが養育者の虐待や教師の否定的反応を引き起こし、愛着障害をさらにこじらせる要因ともなる。

ＡＤＨＤなどの発達面での課題については、愛着障害が悪化要因になることも知られており、養育環境に恵まれていれば単なる特性に過ぎないこと（たとえば、好奇心が旺盛で、活動的な傾向）が、著しい生活上の支障や問題行動となってしまう。

非行は、手当ての仕方がうまくいけば、克服することができる課題だが、対応を間違うと、どんどん反社会性をエスカレートさせてしまい、筋金入りの犯罪者を作り出してしまうことにもなる。だが幸いなことに、非行から回復するケースの方が、犯罪者への道をたどるケースよりも多い。回復のチャンスが十分にあるのだ。非行少年を、「愛着障害を抱えたケース」としてとらえ直すと、そこには愛着障害を克服するヒントが秘められているともいえる。

ボウルビィ自身、愛着の問題についての最初のヒントを得たのは、非行を犯した子どもたちとの出会いからだった。そして、私自身も、愛着という視点の重要性を学ぶことになったのは、非行や犯罪にいたった子どもたちと、医療少年院という施設で向き合う中でであった。

そして同時に彼らは、愛着障害を克服するために何が必要か、我々に手伝えることは何かを、私に教えてくれたのである。

第４章　症状を治すのではなく、愛着を改善する

愛着アプローチとは

ここまで述べてきたように、医学モデルではなく、愛着モデルに基づく考え方では、最終的に起きている症状を治すことにとらわれず、ベースにある愛着障害を改善することで、そこから派生している多様な問題や、陥っている悪循環を改善しようとする。

愛着障害があると、関係が不安定になり、安心感が脅かされ、傷つきやすくなっている。そのためストレスに対しても過敏になり、さまざまな問題が起きている。愛着の安定化を図ることで、関係を安定しやすくし、安心感を高め、傷つきやすさを和らげようとするのである。その結果、症状の改善だけでなく、社会適応や自己肯定感も高まっていく。

本章では、愛着モデルに基づいて、さまざまな問題の改善を図る手法である「愛着アプローチ」について、その基本的な考え方や、取り組む上での心構えについて述べていきたい。

先にも述べたように、愛着を扱う技術は、飛行機を操縦する技術のようなものである。ときには非常に癖のある機体だったりして、尾翼《びよく》やエンジンにうまく動かない部分を抱えていることもある。操縦しにくい機体を乗りこなす技術に匹敵する技量が必要なのである。

それゆえ、ただ知識として「こうすればいいのだ」と知ればすむものではない。扱い方の基本がわかっていなければ話にならないが、それだけでうまく乗りこなせるほど簡単なものではない。基本を頭に入れながら、何度も練習を積み重ねる中で体得するしかない。

またあまりにも細かすぎるマニュアルのようなものは実際には役に立たない。なぜなら、一人一人がもっている特性や課題は微妙に異なるからだ。メーカーも型番も、抱えている問題も異なる機体を、一つのマニュアルで動かそうとしてもうまくいかないのと同じである。

こういう場合には、むしろ大きな原則を知っておいた方が役に立つ。

たとえば、胃カメラや大腸ファイバーを初心者の医師に教える場合に、指導医はどうするか。方法や手順は、知識として頭に入れておくことができるが、実際にやるとなると、後は感覚で覚えるしかない。しかし、闇雲にやらせたのでは危険なことになる。指導医は、幅広く適用でき、かつ危険を避けるために実際に役立つ経験則を授ける必要がある。

たとえばその極意は、「抵抗を感じたら、無理やり入れるな。いったん、戻せ」といったものである。簡易な言葉で表現された、じつに単純な原則だが、こういうシンプルな原則の方が実践では役に立つ。致命的な危険や失敗を避けるために、とても有用な原則なのである。

相手が人であり、しかも不安定なところもある相手である。気分もあっというまに変化するかもしれないし、こちらの予想通りに動いてくれることはあまりない。そんなとき、瞬間的に判断して即座に対応するためには、複雑で込み入ったマニュアルでは、とうてい使い物にならない。

細かいマニュアルより、考え方・姿勢を自分のものにする

そうした点を考慮して、本書で述べるアプローチの説明では、実際に使える原則を重視し、あまり細かい技法などには深入りしないことにした。そうした細かい技法は、相手によってうまくいくこともあれば、あてが外れることも多く、むしろ技法を意識して使ったりすると、たいてい失敗するのがオチだからである。

細かな技法はあまり役に立たない。むしろ大事なのは、根本にある姿勢や考え方の部分である。そこさえ見当外れな方向を向いていなければ、後は誠意と根気さえあれば、早晩《そうばん》事態はいい方向に向かうものだ。

ところが、この姿勢や考え方の部分がなかなか難しいのである。いちばん難しいといってもいいかもしれない。頭でわかっていても、それが本当にその人のものになっていなければ、自分では良いかかわりができていると思っても、実際にはまったく変わっていないということも起きる。

そのことが本当にわかるためには、まず、本気で自分の課題に向き合う気持ちが必要であ

るし、さらに長年染み付いた考え方や姿勢を変えていくのには、長い時間と粘り強い努力が必要になる。できれば、こうしたことを体得した人から指導を受けた方が良い。というのも、自分では、どこがまだダメなのか、そのことにさえ気づけないことが多いからだ。

そうしたことを踏まえて、本書ではまず心構えや姿勢、考え方の部分を中心に述べていきたい。愛着アプローチとはどういうものか、その上で大事なことは何か。愛着に働きかけ、それを安定したものに変えていくためには、何をしたらいいのか、何をしてはいけないのか。

愛着アプローチの基本概念と大原則について説明を進めていこう。

二つの愛着アプローチ

愛着アプローチには、大きく二つの手法がある。一つは、**愛着修復的アプローチ**であり、もう一つは、**愛着安定化アプローチ**である。

愛着修復的アプローチは、その人にとって重要な他者との愛着を安定したものに回復させることを目指す方法である。

この方法によって、虐待したりネグレクトした親や、ＤＶやモラルハラスメントをおこなってきた配偶者との傷ついた愛着を修復することに取り組む場合もあるが、虐待やネグレクト、ＤＶなどはなくても、思いがすれ違って関係がぎくしゃくしていたり、支配や依存が強くなりすぎたりしている親子や夫婦などにおいて、片方に、または両方に働きかけることで、互いの関係を改善することもある。

また、ただ単に、親子関係や夫婦の関係の改善自体が目標というよりも、その取り組みを通して、子どもの問題を改善したり、妻や夫に現れている問題行動や症状の改善を図るだけでなく、その人たちみんなの人生を、より安定した豊かなものにすることを目指す。

一方、愛着安定化アプローチは、重要な他者との関係修復には必ずしもこだわらず、誰であれ、その人の身近にいる存在が、臨時の、あるいは半永久的な安全基地となることで、愛着の安定を図る方法である。支援者やカウンセラーが支え役になる場合も、このアプローチだといえる。

ケースによっては、愛着の安定化のために、関係が悪化している親や配偶者とのかかわりを控えさせる場合もある。そうした場合には、愛着安定化アプローチによって、とりあえず利用可能な存在との関係を安定させることで、当面の本人の苦痛や状態の改善を図ることになる。

安定化アプローチから、修復的アプローチへ

愛着修復的アプローチをおこなう場合も、まず、支援者が、親と子のそれぞれ、あるいは、一方に対して、愛着安定化アプローチをおこない、支援者との関係がある程度安定したものとなってから、愛着修復的アプローチに移っていくことも多い。

この場合、愛着アプローチの前半部分で中心的な役割を担うのが、愛着安定化アプローチであり、愛着修復的アプローチは後半部分の仕上げにかかわる。ただしケースによっては、愛着修復的アプローチが困難な場合もあるし、タイミング的に時期尚早という場合もある。

愛着修復的アプローチがうまくいくためには、両者の気持ちが、関係修復に向けて準備される必要がある。愛着安定化アプローチは、その準備を促進することになる。その準備が整わないうちに、愛着修復的アプローチに進んでしまうと、もっと傷を深めたり、修復がかえって困難になってしまう危険もあるのだ。

愛着修復的アプローチがうまくいくためには、自分の非を振り返ることができ、かつ、相手の立場や気持ちに立って考えることができる共感能力が求められる。親や配偶者に、振返りの力や共感能力が欠けている場合、その点をくり返し指導し、高める必要がある。それは容易なことではないが、その点に修復のチャンスはかかっている。

本人を診なくても改善が図れる

愛着アプローチの驚くべき点は、必ずしも症状を発している本人を診察したり、カウンセリングしたりする必要がないということだ。これは医学モデルの常識を超えた点でもある。医学モデルでは、患者を診察し、診断し、治療するということが、基本中の基本である。それは、患者の病気が症状を引き起こしているという前提に立つからである。

しかし、親子間や夫婦間の不安定な愛着の問題が、問題行動や症状につながっているとしたら、医学モデルはかえって問題を見えにくくしてしまう。

親子や夫婦の愛着関係に働きかけ、改善を図った方がうまくいくに違いないし、実際、そうなのである。両者の関係において支配力を発揮し、問題を生み出す主たる原因となっている人が来てくれた場合には、その人の対応を変えることで、劇的に関係改善を図り、愛着の安定化、さらには修復をおこなっていくことができる。

実際に、境界性パーソナリティ障害のケースで見ても、先にも触れたように、本人への直接的な働きかけをおこなうかどうか以上に、母親や配偶者など、本人にとってカギを握る存在への働きかけをどれだけおこなったかが、改善の成否を左右していたのである。

親が子どもの問題で手を焼いて相談にやってきたり、夫婦の一方が、相手の問題で、どうにかならないかと助けを求めてくることも多い。そうした場合、相談にやってくる人は、子どもや連れ合いの問題にばかり目を注ぎ、そのことしか眼中にない。しかし、もう少し客観的に見ると、親子の関係や夫婦の関係自体にも問題が起きている。そして、症状を呈している人の問題と、親子や夫婦の関係の問題がリンクしていることが多い。

そうした場合には、支えている親や配偶者にも、不安定な愛着の問題があり、それが子どもや配偶者の問題行動や症状につながっている場合もある。子どもや配偶者が、純粋に医学的な問題を抱えている場合でも、不安定な愛着の問題が絡むと、関係がぎくしゃくすることで症状が悪化したり、治療もうまくいかないという事態になっている。

だが相談にやってきた人は、そのことに気づいていない。「相手の問題」というふうに受け止めている。そこでいきなり「あなたにも責任がある」などと言っても、とうてい受け入れてもらえないし、助けにもならない。

ここで役に立つのが「愛着モデル」である。子どもや配偶者に起きている問題には、不安定な愛着が要因として、あるいは悪化因子として絡んでいることを指摘し、そこを改善していくことで、本人の状態を改善することにもつながるということを説明する。そして、愛着が安定するための心構えと具体的なかかわり方をアドバイスする。

そうした働きかけを何度もくり返しおこなうことによって、次第に子どもや配偶者に対する接し方が変化し、関係が改善するようになる。そうすると、不思議なことに、問題行動や症状も改善に向かっていく。医学モデルでは考えられないような変化を引き起こすこともできるのである。

紙数の関係で今回は詳しく紹介できないが、意外に多いのは、親や子どもと長年断絶状態になっているが、関係を改善したいというケースである。一方の側としか会えないわけだが、愛着アプローチによりその方の気持ちや心構えに変化を生じさせ、働きかけ方や接し方を変えていくことで、何年も音信が途絶えていたのが、初めて心から打ち解けられるようになるということも起きるのである。

本人と家族を別々に面接した方が良い——愛着とは一対一の関係

通常、家族療法と呼ばれるものでは、支援者は家族を一堂に集めて面接する。そうすることによって家族内の力動が明らかとなり、またその力動をうまく使って家族を動かしていけると考えるのだ。

問題が軽く、家族内の亀裂がそれほど大きくない場合には、そうした手法が有効かもしれない。しかし、愛着アプローチでは、前半の愛着安定化アプローチの段階においては、本人と家族は別々に面接するのが原則である。その方が、支援者が本人としっかり関係を作ること、家族と関係を作ることに、それぞれ専念できるからである。

関係がまだ十分できていないうちに、一堂に会してしまうと、一方ばかりがしゃべって、もう一方が黙り込んでしまったり、支援者が一方の言い分ばかりに肩入れしていると受け取られたりしがちだ。支援者は三角関係を調整しているつもりでも、実際は、表面的に合わせているだけで、心の底ではどちらもが、自分をないがしろにされたとか、こちらの話を聞いてもらえなかったという不満を覚えやすい。三者の関係を作ってしまうことが、そもそもハードルを上げてしまっているのだ。

だから、まずは一対一の関係から始めることが大事である。

というのも、愛着とはそもそも「一対一の関係」なのである。安定した愛着が確立されて初めて、三角関係のような三者関係にも耐えられるようになる。愛着が不安定な人は、一対一の二者関係で、すでに躓《つまず》いている。三者関係になると、それだけで疎外感や不安を覚えやすい。顔色ばかり見て、本音も言えない。愛着の安定化を図るには、きわめて難易度が高いセッティングなのである。

成功確率からいっても、まず一対一でかかわり、本人との間、家族との間に、別々に関係を築いていくことをお勧めする。実際、この方法の方がはるかに容易であり、安定した関係を築きやすい。

十分に関係ができた上で、双方が会するというやり方が、効果的である。その場合にも、通常の家族療法のように治療者が家族の間にいて、両者の間をとりもつという方法は、愛着の修復には不向きである。当事者同士が向き合い、語り合う場に、治療者や支援者が立ち会うという形の方が、大きな変化を生みやすいし、治療者や支援者という介添え役なしでも、自分たちで向き合える力をつけていくことになる。

くり返すが、そもそも愛着とは、「一対一で向き合う関係」なのである。これは、従来の家族カウンセリングの常識と大きく違う点である。

症状に目を奪われず、愛着関係を注視する

医学モデルとの違いで、すでに述べてきたが、愛着モデルでは、症状は助けを求めるサインだと考える。したがって、症状の改善は治療目標ではない。改善を目指すのは、不安定な

愛着である。

　不安定な愛着によって、対人関係の困難、ストレス耐性の低下、周囲のサポートの得にくさという三重苦を生じている。その結果、孤立、トラブル、心身の病気にいたっている。不安定な愛着を改善することで、一連の悪循環を好循環に変えることができる。それが、しばしば劇的な改善をもたらすゆえんだ。

　ところが、医学モデルで事態を見てしまうと、どうしても症状に目がいく。症状を問題視し、そこにばかり注意を向けてしまいがちだ。

　不幸なことに、不安定な愛着の人は、それが親であれ、配偶者であれ、本人の良い点よりも問題点にばかり目を向け、そこばかりを責めてしまう傾向がある。自分の期待通りにできない子どもや配偶者を問題視し、許せないとさえ感じてしまうのだ。

　症状（問題点）は病気（障害）によるものだと説明してくれる医学モデルは、彼らが抱き続けてきたもやもやした思いに、明確な答えを出してくれる。「それは、病気（障害）の症状なのだ」と。診断されることで、納得がいき、仕方がないのだとあきらめもつく。それで落ち着く面もあるが、それは親や配偶者が、本人に期待するのをやめることによってだ。

　しかしこれでは、症状を改善する治療に取り組むにしろ、障害として受容し、改善をあきらめるにしろ、本当はできたかもしれない本来の可能性の開花からは遠ざかってしまう。

そもそも症状は、助けを求めるためのサインだとしたら、症状だけを改善する治療に励むことは、せっかくのサインを消してしまっているようなものだ。

症状にとらわれすぎることは、かえって問題の本質をわかりにくくする。いくつも診断名が並ぶばかりで、本当に必要な対応は見えてこないのである。

過食嘔吐をくり返す大学生――ケース④

大学四年生の女性・菜穂さん（仮名）が、過食と嘔吐が止まらず、うつもひどく、大学を休んでいると、母親とともに相談にやってきた。父親は一流企業の研究所に勤めるエリートで、兄も一流大学を出てエリートの道を歩んでいる。菜穂さんも決して成績は悪くなかったが、超優秀な兄に比べると、平凡な子と見られていた。

実際には、とても思いやりがあり、人の気持ちがわかる子だともいえたのだが、成績や学歴を偏重するその一家にあっては、やや影の薄い存在だったのだ。

しかしつい最近まで、母親はまったく娘の異変に気づいていなかった。母親の予定通りにすべてうまくいっていると思っていたのだ。実際、就職も内定し、後は卒業までにゼミと卒論が残されているだけだった。ところが、そのゼミに出られなくなったのである。娘の動静に注意を払うようになった母親は、娘が異常な行動にふけっていることを発見する。大量の食料を買い込んできてはそれを深夜に貪《むさぼ》り食い、トイレにこもって戻していたのだ。以来、母親は娘の行動を監視するようになったが、最近では、母親の監視の裏をかくように、部屋でビニール袋に戻して、こっそりトイレに捨てたりしている。

母親は娘の異常な行動に戸惑うとともに、娘に裏切られたという思いにいら立っていた。ゼミに出られないと、せっかく内定をもらったのに卒業できなくなってしまう。焦りから、娘を責め立てたり、嘆いたりするばかりだった。

菜穂さんに話を聞くと、母親にはずっと以前から、本音で話すことや相談することはなく、いいことだけを伝えるようになっていたという。どうしてなのか、その理由を問うと、本当のことを伝えれば、母親は過剰反応し、責めたり干渉したりしてきて、大変なことになるのがわかっていたからだという。

だが当の母親は、「娘は何でも話してくれていた」と言い、自分はとてもいい母親だと、今でも思っているようだった。それなのに、なぜこんなことになってしまったのか。不可解でたまらず、その原因が知りたいようだった。「いったい、娘の病気は何なのですか」

と、医師に詰め寄らんばかりの剣幕だった。

菜穂さんがゼミに出にくくなったきっかけは、些細な失敗を他の学生に笑われたことがあり、そのことから人目を気にし、異様に緊張するようになったことが関係しているようだった。菜穂さんは自信も居場所もなくしてしまい、その傷ついた気持ちを、異常に大食することで紛らわしているようだった。

問題の本体に働きかけることで、劇的な改善

医学モデルから、菜穂さんの症状を説明しようとすると、「非定型うつ病」「摂食障害（強制嘔吐を伴う過食症）」「社会不安障害」といった診断名がつくことになる。

非定型うつ病は、うつ病の特殊なタイプとされ、過食や過眠を伴うのが特徴である。菜穂さんの母親は、菜穂さんの状態がその病気の症状だと知って、納得した様子だった。

しかし、非定型うつ病でいう過食は、普段より食欲が増すというレベルの話であり、菜穂さんのように大量の食料を食べては戻すとなると、非定型うつ病の診断だけでは説明がつかず、摂食障害という診断もつくことになる。

また、過度な緊張や不安のために、人前に出るのを避けるようになる状態を、社会不安

障害（社交不安障害）というが、菜穂さんにはその症状もあるようだった。

このようにいくつも診断名がついてしまうというケースでは、愛着の問題がかかわっていることが多い。このケースも、まさにそうしたケースだったのだが、症状に目を奪われすぎると、問題の本体が置き去りになってしまう。

ここで通常の医学モデルの場合には、右に並べたような診断に基づき、症状を何とか改善するためにと治療を始めることになる。そしてたいてい事態は泥沼化し、治療は行き詰まっていく。それを避けるためには、症状に目を奪われず、問題の本体に働きかけていくことが大事なのである。

そこで筆者は、「過食嘔吐や大学を休んでいることについてはいっさい何も言わず、放っておいてください」と伝え、その代わりに、本人が求めてきたら優しくかかわることと、和やかに会話しながら食事を楽しむことなどをお願いした。

それとともに、取り組んでもらうことにしたのは、娘だけでなく、母親の方にもカウンセリングに通ってきてもらうことだった。

だが母親は、そう言われたことが面白くないようだった。娘の病気なのに、自分にも非があると思われているのではないかと、不服だったようだ。「どうして自分がカウンセリングに来なければならないのか」と、しばらく抵抗を示した。自分は立派な母親だという自負があるらしく、娘へのかかわり方をとやかく言われること自体、プライドが許さないようだった。

しかし、こちらに不満をぶつける一方で、やはり娘を思う気持ちも強く、半信半疑ながら、こちらの助言に従ってカウンセリングに通い、娘へのかかわりを変えていった。すると菜穂さんの状態はみるみる落ち着き、過食嘔吐もぐっと減り、やがてなくなったのだ。

論より証拠である。状態が良くなるのを見て、母親もようやく、こちらの言うことを受け入れるようになった。その後のカウンセリングを通して、頑固だった母親も、自分が娘を、いつのまにか顔色一つで支配し、親の価値観を押し付け、否定的な評価を知らず知らずのうちにしてきたことに、ようやく気づくようになったのである。

菜穂さんは、無事に大学を卒業後、就職し、就職先で知り合った男性とゴールインすることになった。

医学モデルの誘惑

いくつもの激しい症状を見せる状態を前にして、症状に注意を奪われないということは、なかなか難しいことである。家族や周囲の人は、おろおろ戸惑い、嘆いたり怒ったり、感情的な反応になりやすい。「早く何とかしてください」とせっつかれて、治療する側も、つい症状を何とかしたくなり、そこに治療目標を置いてしまいやすい。

ところが、症状にターゲットを絞った瞬間、本当の回復から大きく遠ざかってしまう。なぜなら、症状は、問題の本体というよりも、そこから二次的、三次的に生じたものであり、いちばん川下に生じている、連鎖の最終段階に過ぎないからだ。

川下の問題を、一時的に改善したとしても、川上の問題が変わっていなければ、またすぐ悪化することになる。川下の症状を改善しようとすることは、幻の敵と戦うことになり、本当の問題の解決にはつながらないばかりか、症状も悪化をくり返し、次第に泥沼化し、治療も行き詰まってしまうことが多いのだ。複雑で難しい症状のケースほど、こうしたことになりやすい。

川上にある問題を改善しない限り、本当の回復は見えてこないのである。

このケースの場合、川上にある問題は何だったのか。それは言うまでもなく、不安定な愛着の問題である。

母親の支配と否定的評価のもとで育つ

では、この女性が抱えている問題を、愛着モデルでとらえ直すと、どういうことになるだろうか。

菜穂さんの母親は、理屈っぽく知的な面では優れているが、共感能力には乏しいところがある人だった。母親には何も本当のことが話せなかったということにも示されているように、母親は、菜穂さんの安全基地としては、まったく機能していなかったのである。いつも母親の顔色を見て、合わせていたのは菜穂さんの方であった。

こうしたタイプの母親は、育児もすべて、自分の決められたルール通りにおこなおうとすることが多い。自分のルールに従って物事が進むことが「良い」ことであり、ルールから外れることは認められない。

菜穂さんは、相互的なかかわり合いの中で生まれる共感よりも、母親のルールを一方的に押し付けられ、支配されて育ったのである。いわば「母親がルール」であった。そうした場合、子どもは母親の顔色を見てそれに合わせるようになるか、それに徹底的に反抗して「悪い子」になるかである。

後者にはなれなかった菜穂さんは、母親に認められようと、本人なりに頑張ってきた。しかし、母親のお眼鏡にかなった兄ほどには、その成果を認めてもらうことができなかった。母親の評価や顔色を気にし、否定的なニュアンスを感じては、つねに心の中で傷ついていたのである。

顔色に敏感で、相手に受け入れられているかに不安が強い傾向は、菜穂さんが不安型愛着スタイルを抱えていることを示しているだろう。それは、無条件に愛してもらえず、いつ否定的な評価や拒否が返ってくるかわからない中で、身につけてしまったものに思える。

不安型愛着に多い自立の躓き

不安型愛着スタイルの人は、周りが自分をどう評価するかということに自分の存在価値を左右されやすい。人目や体形を気にしやすく、身体的なコンプレックスにとらわれることも多く、社会不安障害や摂食障害にもなりやすい。人に受け入れられるために、完璧でありたいという願望も強く、一つが崩れると、何もかもがダメになったように思いがちである。そのため、うつにもなりやすい。

菜穂さんの心のどこかには、自分が母親からあまり評価されていないという思いが、ずっとあったに違いない。実際、母親から愛されているという実感がなかったのだ。

就職が決まったときも、母親の反応は、喜ぶというよりも、厄介者が片付いたという冷ややかさがあったという。実際には菜穂さんは、「就職先をここに決めていいのだろうか」と迷っていたのだが、母親が早く決めてほしそうにするので、そこにしたのだった。

しかし、決めてしまった後でも、本当にその会社で良かったのか次第に不安になり、「卒業してしまったら、そこに行くしかない」という思いから動けなくなっていたのである。

菜穂さんが再び立ち上がって、前に進むために必要なのは、臨時の安全基地を提供するとともに、本来、安全基地となってくれる母親の機能を取り戻すことだった。そのために、本人だけでなく、母親への働きかけに力を注いだのである。

母親が安全基地としての役割を果たせるようになると、愛着が安定し、それとともに他の症状も消えていったのである。母親は気持ちを汲み取るのが苦手なところがあり、自分の考えにとらわれてしまい、最初は自分自身の問題を振り返ることができなかったのだが、そこが変わっていくことによって、娘との関係もまったく違うものに変化し、そのことが、娘の自立を支えることになったのである。

症状は、自立を前にした娘・菜穂さんの不安からきている面もあった。自立がスムーズにいくためには、突き放すよりも、本音で相談したり頼ったりすることのできる安全基地の存在が必要だったのである。不安型の人ではとくに、自立が大きな試練となる。そこをうまく乗り切るためにも、安全基地の存在が重要なのである。

安全基地としての機能を高める働きかけ

菜穂さんのケースで、問題の根底にあったのは、母親が安全基地としてうまく機能しておらず、それが不安定な愛着を生み出し、その後の危機を準備していたということである。そこに就職や自立という課題が迫ってきたとき、菜穂さんは、バランスをとり切れなくなって、ついに、さまざまな症状を表面に出すようになったのである。

それらの症状は、問題の本体というよりも、母親が安全基地として機能しないことから始まる負の連鎖が行きつくところまで行き、とうとう耐え切れずに、堤防が決壊してしまったようなものであり、問題の最終結果として起きたことであった。それゆえ、そこだけを修復しようとしても、川上から次々と押し寄せてくる問題の源を改善しない限り、うまくいかないし、やっと治ったと思っても、また同じことが起きてしまうのである。

結局、回復のカギを握ったのは、おおもとにある問題の解決、つまり母親が安全基地としての機能を取り戻せるように母親に働きかけることであった。その間、母親が娘を支えられない分を、医師やカウンセラーが臨時の安全基地となって、本人をバックアップする必要があった。

本人の臨時の安全基地となることは、前に述べた「愛着安定化アプローチ」であり、母親に働きかけて、本人と母親との関係が安定したものになるように働きかけることは、「愛着修復的アプローチ」だといえるだろう。どちらも大切だが、うまくいくと、後者の方がより強力な改善効果を発揮する。

もう一つのケースを取り上げて、愛着アプローチの理解をさらに深めていきたい。

強迫性障害の高校生——ケース⑤

高校二年生の男子生徒が、強迫症状や不安症状のため勉強や学校生活に支障が出ていると受診してきた。この男子生徒の強迫症状は、正確さにこだわってしまうというもので、文章を読んでいても、特定の語句の意味が曖昧にしかわからないと、そのことが気になって次に進めなくなってしまうのだ。

形容詞や副詞が、どの言葉を修飾しているのかといった文法的な構造が気になり出すと、そちらにばかり気がいってしまい、肝心な意味が頭に入ってこなくなる。問題を解いている途中でも、問題に関係のない言葉の意味や、文法的な構造が気になり出すと、解答がストップしてしまう。レポートを書くにも、どうでもいいような些末《さまつ》なことが気になって、たとえば助詞の使い方を、「が」にすべきか「は」にすべきかといったことで悩んでしまう。適当にすればいいと言われるが、その「適当に」ができないのだった。

こうした症状のために、勉強すること自体が怖くなり、手につかなくなってしまう。テストの勉強もレポートの提出も滞《とどこお》ってしまう。

適当にできない傾向は、友人とのコミュニケーションでも見られた。彼は、友達とバンドを組んでいたが、友達にかける言葉の一言一言についても、相手の反応が少し悪かったりすると、何か変なことを言ってしまったのではないのか、怒らせてしまったのではないかと気になって、そのことばかりを考え続けてしまう。変なことを言ってしまうのではないかという不安のために、言葉を選びすぎて、何も言えないで終わることも多い。

自分に自信がなく、どうせ自分はよく思われていないといった否定的な発言も多い。学業だけでなく、楽しいはずのバンド活動まで最近は負担になり、楽しめなくなっていた。学校を休むことも増えていたのである。

行動療法も薬物療法も効果は乏しく

強迫性障害は、しないでいいとわかっていることをしないといられない強迫症状や、考えても仕方がないとわかっていることを考えてしまう強迫観念を特徴とする精神疾患である。強迫症状のため、あたりまえの日常の行動にも長い時間がかかり、生活に支障を来すことも多い。

このケースの場合は、考えなくてもいいとわかっていることを考え続けてしまう強迫観念の症状が強い状態だといえる。強迫性障害のうち、たとえば外出のときに鍵やガスの元栓を何度も確認しないと気がすまないといった確認強迫や、手を何度も洗わないといられないといった洗浄強迫など、比較的単純な強迫行為が中心の場合は、治療への反応も良く、改善しやすいといわれる。それに対して、強迫観念のケースや、いくつもの症状がまじり合っているようなケースでは、一般に治療が難しいとされる。薬物療法も行動療法も効果が出にくいのだ。このケースの最初の印象は、だいぶ手ごわそうだなということであった。

しかし、このケースに出会った三年前の時点では、私にも、「強迫性障害は、愛着とは無関係な、純粋な精神疾患である」という思い込みがあった。実際、今日でも同じだが、強迫性障害の治療といえば、行動療法と薬物療法が定番であり、それ以外に有効な方法はないというのが「常識」であった。

したがって私も、医学モデルに則《のっと》って、「強迫性障害」という診断のもと、定番の治療を開始したのである。すると幾分良くなりはしたものの、すっきりというのには程遠く、毎回来るたびに、同じ症状を男子生徒は訴え続けた。

私にできることといえば、ただそれを聞くだけであった。しかし、後から考えれば、彼が自分の症状や苦しさをありのままに言える場は、私といるときだけだったので、話を聞くことには、意味があったのだろう。

母親の申し出が生んだ、思わぬ成果

ただ、そのうち何度か母親がやってきて、息子の病状について尋ねてくるという機会があった。最近の状態について説明しながら、ついでに他の話もする中で、母親は自分や家族の状況を話し始めた。夫婦仲、つまり彼からすると父親と母親の関係があまり良くなく、以前から衝突することが多いこと。そのことで母親自身、結婚したことを後悔することも多いこと。父親は本人が高校受験に失敗して以来、本人のことを否定的にしか見ていないこと。また、姉がいるが、弟に対するライバル心が強く、顔を見ると本人を傷つけるようなことばかりを言うこと、などを話してくれたのである。

そして、こちらからお願いしたというよりも、母親自身が、カウンセリングを受けたいと自分から希望されたのである。

恥ずかしながら、私の中には、そういう治療オプションは、それまでなかった。「強迫性障害は、薬物療法と行動療法」という、医学モデルに基づく治療の選択肢しか想定していなかったのである。

私も半信半疑で、お母さん自身が苦しんでいるのなら、お母さんのためにもなるかもしれないというくらいの気持ちで、「では、やってみますか」と、カウンセラーを紹介したのだった。

ところが、それが思わぬ成果を生むことになる。

紹介したカウンセラーが良かったのか、母親は定期的にカウンセリングに通い、息子のことはもちろん、自分自身や夫とのことも相談するようになった。すると不思議なことに、高校生の息子の状態が、明らかに良くなり始めたのだ。

母親の本人に対する理解が深まり、本人への接し方が、以前のように厳しいものではなく、本人の現状を受け入れたものに変化したということもあるだろうが、父親もカウンセリングに訪れたことをきっかけに、本人に対する否定的な態度を改めていったのである。

家庭内の空気が、緊張したものから和やかなものに変わり、母親の表情も明るく変化した。来た当初は大学への進学など夢物語の感があったが、一年半後、大学に進むと、むしろ生き生きと大学生活を楽しむようになった。

そして、医学モデルでは説明の難しいことだが、強迫症状もまったくなくなって、スムーズに生活できるようになったのである。

筆者自身も驚いた回復ぶり

このケースの場合には、筆者自身の頭が「医学モデル」に縛られていたため、愛着とは無関係な症状として、医学モデルによる治療を優先してしまったわけだ。もう少し「愛着」という観点で、注意深く家族との関係を扱っていれば、最初の段階から愛着の問題があったことに気づけたかもしれない。

母親はきっちりとした方だったが、仕事をもっておられ、息子へのかかわりも、優しくゆったりというわけにはいかず、効率主義になってしまっていたようだ。おまけに父親は子育てに無関心で、まったくかかわろうとせず、息子が頑張れなくなると、見捨てた態度をとったのである。しかも、本人は姉からも絶えず攻撃され、家庭に安全基地がない状態で過ごしていたに違いない。

母親との愛着がやや希薄で、回避型の傾向をもっていた上に、否定的な父や姉の攻撃にさらされ、他人の評価に敏感な不安型の要素も加わり、「恐れ・回避型」と呼ばれる、とても傷つきやすいがゆえに殻にこもろうとする愛着タイプを示すようになっていたと思われる。

その結果、家の外でも、他の子とうまくなじむことができず、気を遣うばかりで、気楽な関係が築けなくなっていた。強迫症状は、どこにも安心感のない状況を反映したものであり、不安感を紛らわすための補償行為だったといえるかもしれない。

結果的に見れば、息子の苦しむさまを見た母親が何とかしようと動いたことで、これまで放置されていた問題に手当てがなされ、家族の関係さえも良い方向に変化したのである。

このように、一見、愛着の問題があまり重要ではないと思われるケースでも、意外にそれがかかわっているという経験を、私はこの後も、いくつもすることになる。

愛着の改善は、広く問題の改善に役立つ

考えてみたら、愛着は、家族や配偶者、恋人との関係だけでなく、あらゆる対人関係にか

かわってくる問題であり、たとえきわめて恵まれた環境で育ち、安定した愛着をもった人であっても、出会う相手がすべて同様に安定した人というわけにはいかない。不安定な愛着のパートナーや恋人、友人、上司や同僚、顧客に出会い、そうした人とかかわらざるを得ないということも少なからず起きる。

それゆえ、一筋縄ではなかなかうまくいかない問題に出会ったとき、一度立ち止まって、愛着という観点から物事を見つめ直してみるのも、無駄ではないだろう。筆者の実感としては、愛着の安定化、言い換えると、安全基地の機能を高めることは、愛着との関連が深い問題だけでなく、たいていの問題の改善に有効だという気がしている。

それは、あなたが幼い子どもだったときのことを考えてみれば当然のことかもしれない。あなたが躓いて足をケガしようが、意地悪な友達に泣かされようが、熱が出て体調が悪かろうが、母親が優しく抱っこをして慰めてくれることは、まるで万能薬のように、何にでも効果があったはずだから。

逆にいえば、薬や包帯をどっさりもらったところで、優しく世話をしてくれる人がいなければ、元気になる意味さえないに違いない。

安全基地をもつことは、「生きる意味」を得ること

生理学的にいえば、愛着の安定化は、オキシトシン・システムを活性化し、抗不安作用や抗ストレス作用を高め、社会的機能や認知機能、活力や免疫力さえ増強することで、状態を改善するのを助ける。

だが、それ以上に、決定的な何かが作用しているようにさえ思える。それはおそらく、「生きる意味」にかかわる部分ではないか。

愛着し安全基地となる存在をもつことは、その人に生きる意味を与えるのだと思う。

なぜ、愛着障害に陥った幼い子どもたちが、二十世紀初めまで、ほとんど命を落としていたのか。母親を失った子どもたちが、乳を吸おうとさえしなくなったのか。

それは、生きる意味をなくしてしまったからに違いない。

安全基地を取り戻して、安定した愛着を結び直すということは、生きる意味を取り戻すということに他ならないように思うのである。

「悪いことをするから叱る」は親の言い訳

愛着の安定にとって、安全基地がいかに大切であるかをお話しするとき、ときどき聞かれ

る質問がある。「子どもを叱らないで甘やかしていたら、余計手が付けられなくなるのではないですか」「悪いことをしたら、叱るのは当然ではないですか」という質問である。

質問には、その人の考え方が表れるものである。この質問の場合も、その人が当然のこととみなしている前提が示されている。

一つ目は、「叱らないこと＝甘やかすこと」だとみなしている点である。つまり、この方の中には、叱って厳しくするか、甘やかして好き放題にさせるか、のどちらかの選択肢しかない。

そして、もう一つの前提。それは、「悪いことをするから叱るのであり、叱らなければ、もっと悪いことをする」という思い込みである。

まず一つ目の前提だが、じつは、叱って厳しくするだけでもなく、甘やかして好き放題にさせるだけでもない、その中間の選択肢があるのだ。それが「安全基地になる」ということである。本人の主体性を尊重しつつも、助けが必要なときには、すぐ手を差し伸べる。ときには、叱ることも必要だが、それは、あくまで本人を危険から守るためであり、そんな場面は、そうやたらとあるわけではない。もしあなたが始終《しじゅう》叱っているとしたら、叱る必要もない場面で、叱っているということだ。

そしてその前提は、もう一つの前提である「悪いことをするから叱る」という言い分とも絡んでいる。

愛着は、元来、捕食動物などの危険から子どもを守るために進化した面をもつとされる。安全基地は、文字通り、子どもを危険から守るためのものでもあった。

そして、叱るという行為も、本来は子どもを危険から守るためのものだと考えられる。危ないことをすれば、それを止めようとする。母親の視界からいなくなったりすれば、そんなことをしないように、叱らねばならなかった。

ただ、ここで注意すべきは、愛着がしっかりと育まれている場合には、子どもは母親の目の届くところにとどまろうとし、あまり危険なことをしないということである。愛着が安定型の子は、あまり叱らなくてすむのだ。

一方、回避型のような愛着の希薄な子どもでは、どこかに行ってしまったり、危険な目にあったりしやすいのである。つまり回避型の子は、より叱られやすいということになる。

しかし、そもそも、なぜ回避型になったのか。それは、求めても応えてもらえず、放っておかれたためである。

気まぐれな親から虐待を受けている無秩序型（混乱型）の子どもの場合も、愛着は不安定で、子どもは親を必要としていると同時に、恐れている。彼らは、親が近づいてきたり言葉を発しただけで、反射的に固まり、防御の姿勢をとる。親から理不尽に叱られ、暴力を振るわれてきたためである。彼らが叱られるのは、彼らのせいというよりも、親が不安定なためである。

両価型の子どもの場合は、親に過剰にしがみつこうとする一方で、思い通りにならなかったりすると、怒りや攻撃で反応する。その極端さや素直でない逆説的な反応に、親の方はイライラさせられやすい。普段は従順な良い子であるが、突然、癇癪《かんしやく》を起こし、親に対して暴言や暴力をぶつけたりする。良い子と悪い子が同居していて、何かの拍子に入れ替わる。親は悪い子の部分を叱り、良い子でないことをなじる。

だが、子どもが、両極端に裏返る不安定な愛着を示すのは、親の愛し方に差が生まれたためである。たとえば、下に弟や妹ができて、愛情を奪われてしまったためだ。それは、彼らが「悪い子」だからではない。

「悪いことをするから叱る」と本気で思っているとしたら、それは子どもの気持ちが、ちっとも見えていないということになる。

安全基地をもてば、行動や情緒の問題も落ち着く

悲しいことだが、安全基地をもたない子どもは、様々な場面で、安定した愛着に恵まれた子どもより行動や情緒の問題を呈しやすく、「悪い子」として叱られ、制裁を加えられやすい。彼らの問題行動は、叱られることが足りなかったからだろうか。もっと叱ってやれば、もっと「良い子」に育っていたのだろうか。

言うまでもなく、まったく逆である。

安全基地となる親との安定した愛着の中で成長することができた子どもは、自然に行動や情動をコントロールする術《すべ》を身につけやすいのである。

母親との愛着の絆がしっかりしている場合には、叱ったりしなくても、母親の声の調子一つで危険を察知し、自らの行動にブレーキをかけ、安全基地に帰還しようとする。危険な行動は慎み、母親を不安がらせないようにする。しかし同時に、母親が安心した笑顔で見守ってくれているときには、大胆な冒険をすることもできる。

叱ることは、最小限で十分である。怒鳴ったり、叩いたりする必要はない。子どもを必要以上に叱らねばならないとしたら、それは、さらに手前の愛着形成の段階で、問題が生じてしまった可能性が高いのである。

そのことをよく理解すれば、子どもにとっての安全基地となるだけで、筋金入りの非行少年さえ、劇的に落ち着いてしまうわけがわかるだろう。問題行動や症状は、その子が抱える行動や情緒の問題によって起きているのではないのだ。それは、ただ言葉を換えたに過ぎず、何の説明にもなっていない。行動や情緒の問題は、不安定な愛着から生じているのであり、そこが変わるかどうかが、改善を決定していたのである。

発達障害も、改善のカギは愛着の安定化

今日、家庭でも学校でも身近な問題となり急増しているとされるのが、発達障害である。晩婚化や出産の高齢化以外にも、近代的なライフスタイルに、発達障害を増加させる要因がひそんでいるようだ。虐待が増えているが、重度の愛着障害によっても発達障害と見分けのつきにくい状態が生じることから、虐待に伴う愛着障害の増加も、発達障害の増加の一因になっている可能性がある。

発達障害の場合に、しばしば問題とされるのは、診断はされたものの、その後の手当てやフォローがないということである。

発達障害は、遺伝的要因が強い障害だと考えられているので、治療がそもそも難しいとさ

れている。まだ幼いうちであれば、療育を受けることで改善が期待できるとされるが、どのような療育方法が改善に有効かについては、まだよくわかっていないのが実情で、試行錯誤しながら、さまざまな試みがなされている。

遊びの中で自然に身につけさせるのがいいという人もいれば、多少無理にでも教え込む必要があると考える人もいる。四《よ》つん這《ば》いで歩くのが最も有効だと考える人もいれば、ピョンピョン飛び跳ねてバランスをとるのがいいという人もいる。専門家の意見もまちまちだ。だが、ある意味、何をするかよりも、もっと大事なことがあるのかもしれない。それは、「子どもが楽しんでやっているか」ということと、「療育の担当者やその場所が、子どもにとって安全基地となっているか」ということである。

大きな進歩が見られたケースを見返してみると、この二つが満たされているように思う。この二つの特徴は、もしかしたら、同じ一つのことなのかもしれない。

経験的にいえることは、母親や父親との愛着が安定している子どもほど、たとえ発達障害があっても、その後の社会適応において困難が少ないということだ。

両親と安定した愛着を育むことが、療育や障害のトレーニング以上に、その子を守ることになる。そして療育やトレーニングの効果も出やすいのである。

療育やトレーニングに通う効果の一部には、母親と一緒に手をつないで通い、母親に独占的にかかわってもらえることもあるのかもしれない。だとしたら、せっかく療育に通っても、母親が子どもに対して上の空であったのでは、効果が削り落とされてしまう。

もっと年齢が上がった大人の発達障害のケースも、今ではあふれているが、彼らの社会適応を改善する上で大事なのも、愛着の安定化である。障害自体がまったく変わらなくても、安全基地となる存在がうまく機能するかしないかで、別人のような違いが生まれる。たとえば、次のケースのように。

十年以上ひきこもっていた女性——ケース⑥

三十代後半の女性が、社会に出ていくのにどうしたらよいかわからないと、助けを求めてやってきた。自分は発達障害ではないか。そのことも調べてほしいという。

大学を卒業したものの、就職に躓き、以来十年以上、ひきこもりの状態が続いているという。最初の数年は、両親は社会に出られないわが子の状態に戸惑い、何とかしようと、方々の医療機関や相談センターに連れていき、改善策を探ったという。

しかし、そんな両親の思いは裏目に出て、本人との関係は悪化の一途をたどった。大きな衝突が何度もあり、家の中で暴れることもあった。その一方で、そんな自分の状態に落ち込み、自傷行為をくり返していた時期もあった。

三十を過ぎ、両親も半ばあきらめる形で、本人に何も言わなくなった。本人は好きなように暮らしていたが、両親とは「冷戦状態」で、ほとんど口もきかないままに、何年も過ぎていった。

三十代も半ばを過ぎ、もうこのまま人生が終わってしまうのかと、本人も両親も思いかけていたとき、ある新聞記事が目に留まる。それは発達障害についての記事で、障害だと知らずに過ごしている人もまだたくさんいるというようなことが書かれていた。

それをたまたま読んだ女性は、「これは自分のことではないか」と思う。だとしたら、きちんと診断を受けてみたい。それでも、しばらく躊躇《ためら》っていたが、数か月後、思い切って診察の予約を取ったのである。それも、自分で。

その決断から、彼女の人生は大きく動き始めることになる。

自閉症スペクトラムの診断

彼女の成育歴には、たしかに発達障害を示唆する特徴的なエピソードが認められた。

小さいころからおとなしく、一人で遊ぶことが多かった。自分から友達を誘うことはなく、あまり目を合わせない子どもだった。神経が過敏で、大きな音を異様に怖がった。勉強はできたが、運動は苦手で、手先も不器用だった……。

発達検査をしてみると、言語理解は平均を大きく上回っているのに対して、処理速度が、逆に平均を大きく下回っていた。アスペルガータイプの自閉症スペクトラムによく見られる発達の偏りだった。言語的な能力と、作業的な能力の間に大きな乖離《かいり》があるのだ。

彼女自身が疑った通り、自閉症スペクトラムと診断されたのである。

そのことで、彼女は自分の苦しみの正体を知り、自分が怠けていたわけではないのだと思えたという。障害だと診断されることで、彼女はこれまでの苦難の人生の意味を納得し、少しは受け入れることができたのだ。

この点は、「医学モデル」の効用だといえる。そのメリットの部分は、大いに活用すべきである。

ただ、発達障害があったということだけでは、彼女に起きていた問題をすべて説明するには、少し無理があるように思えた。大学までは、さほど問題なく適応できていたのに、就職活動さえ満足にしないまま、なぜこれほど長期間、ひきこもってしまったのか。

また、その間には、自傷行為をくり返し、自己否定と希死念慮《きしねんりよ》にとらわれていた時期が、相当期間あった。そこにかかわっていると思われたのは、両親との不安定な関係である。もちろん、そのような症状に対して、境界性パーソナリティ障害のような診断を追加することも可能かもしれない。だが、診断名を羅列するだけでは、問題の本質につながらないのではないのか。

そこに浮かび上がるのは、やはり不安定な愛着の問題である。

「私の気持ちなんか、誰も聞いてくれなかった」

その後、徐々に語られることになる彼女の人生の物語は、すべてがうまくいっていると思われていたころでさえ、心寂しく困難なものであった。

彼女の両親は、二人とも知的な専門職に就いており、母親も、彼女が幼いころからずっと働いていた。父親にも母親にも遊んでもらった記憶はない。

彼女はいわゆる鍵っ子で、たった一度だけ、帰ったら玄関の鍵が開いていて、恐る恐る中に入ると、いないはずの母親が「お帰り」と言って迎えてくれたのを覚えている。よほどうれしかったのだろう。

家族で旅行にも出かけたはずだが、楽しかったという思い出はない。覚えているのは、いつも父と母がケンカをしていて、空気がピリピリしていたことだ。

父親が怒鳴り出すと、母親が金切り声で応戦した。母親は、仕事と家事に追われて余裕がなかったし、父親も管理職に昇進して、仕事のことで頭がいっぱいだったのかもしれない。父親を怒らせないように、二人がケンカにならないように、間をとりもつのが彼女の役目だった。

「誰も、私の気持ちを聞いてくれる人はいなかった。私の気持ちになんか、誰も興味がないようだった」と、後に語ってくれた。

ただ、父親も母親も学歴に価値を置いている点では一致していて、「一生懸命勉強して、国立大学に入らないとダメだ」と言うのだった。そのことは小さいころから何度も聞かされていたので、絶対にやり遂げなければならない使命のように思っていた。

幸い勉強はよくできた。消極的だったが、学校生活もそれほど問題なかった。両親は彼女に大きな期待をかけていた。実際、彼女はその期待に応えて、現役で国立大学に入った。だが、その先までは、考えていなかった。

勉強という単純な物差しで生活が動いている間は、ある意味、楽だった。ところが、大学に入ると、物差しが一つではなくなった。どんなファッションの服装をするのかとか、おしゃべりや冗談をうまくかわすとか、異性に好かれるとか、わかりにくい物差しがいくつもできて、それをうまくこなせないと、浮いてしまう。

楽しそうにおしゃべりをかわすクラスメートについていけず、疎外感を味わうことが多くなった。「勉強ができる子」ということで保っていた自分のプライドが、ガラガラと崩れ始めていた。大学に行くのが苦痛になり、講義もさぼるようになった。

留年してしまったとき、父親は事情も聞かずに怒鳴りつけ、顔を殴った。「お前には失望した」と吐き捨てられた言葉だけが、耳に残った。

そんなときも、母親は何も言わず、父親が怒るのも当然だという態度だった。

それからだった、彼女が、リストカットをするようになったのは。

二年留年して、何とか卒業したが、彼女の中には、社会に出て働く気力も勇気もなくなっていた。就職をせっつく両親との間で、緊張の高まった日々がしばらく続いた。内にも外にも敵しかいないと感じ、死にたいと思った。死ねないのは、勇気がないだけだった。

就職のことで、いがみ合い、ぶつかり合った日々から、さらに十年もの歳月が流れていたが、心の傷はまだ癒えず、ろくに口もきかない状態がまだ続いていたのである。もともとあった「恐れ・回避型」の愛着に、未解決型愛着も加わって、傷つきやすさを、周囲と距離をとることでしか守れない状況に陥っていたのだ。

彼女が大学にうまくなじめなかったのは、発達障害による困難もあったが、愛着の観点からいえば、子どものころから安全基地をもたずに育ち、しかも、絶えず安全感を脅かされる中で、恐れ・回避型の愛着を身につけてしまっていたことも影響していると考えられる。恐れ・回避型の人は、自分なんかどうせ受け入れてもらえないという恐れから、自分をさりげなくさらけ出すことができない。

恐れ・回避型の人は、しばしばひきこもり、外界との接触を断つことで、何とか自分の安全を守ろうとする。さらに、父親の無理解によって傷つけられ、未解決型の部分まで背負うことになったのである。

ひきこもりが十年以上もの長きにわたってしまったのには、二重に傷ついた愛着のダメージが影響したと考えられる。

臨時の安全基地から、本来の安全基地へ

発達障害という医学モデルによる診断は、前にも述べたように、自分の困難の正体がわ

かることで、「自分は怠けているだけではない」「努力が足りないわけではない」と、自分を責める気持ちを和らげることにつながる。

しかし、障害自体は遺伝的特性の部分が大きいので、容易には変えられない。障害を抱えていることに、いら立ちや絶望を感じてしまうケースもある。

障害を認定してもらい、福祉的な配慮を得ることで、就労や収入の道が開ける面もあるが、軽度な場合では認定にいたらない場合もあるし、そうした方法をなかなか受け入れられない場合もある。

一方、愛着モデルでこの事態を見た場合、社会適応を妨げていた要因として、恐れ・回避型の愛着がある。子どものころから両親が安全基地として機能せず、気持ちを聞いてもらうこともあまりなかった女性は、自分が人から顧みられる価値もない、つまらない存在だと思い込んでしまった。その思い込みのために、人に接するときは過度に気を遣うのだが、自分のことは何も話せないということになってしまった。

そしてそんな苦しさから逃れるように、次第に大学にも行きづらくなっていった。さらに、結果だけを見て激高した父親が彼女に投げつけた言葉が、残っていた親への信頼を打ち砕いてしまった。

必要なのは、傷ついた親との愛着の修復だったが、それはハードルの高い課題だった。まずとりかかるべきは、支援者である我々が彼女の安全基地となることで、愛着の安定化を図ることであった。

彼女は通院を重ねる中で、次第にさまざまなことを語るようになった。その時々で直面している問題について、自分から積極的に相談し、苦しさを語ったり、意見を求めてきたりした。最初のうちは、担当医となった筆者のことについて、父親とイメージが重なり、怖いと思っていたそうだが、そこを乗り越えると、信頼を寄せてくれるようになり、何か困ったことがあるとやってきて話し、すっきりしたと言って帰っていくようになった。

そのころ彼女は、障害者を対象とした職業訓練に通い始めていて、次々と課題にぶつかることが多かったのである。しかし、不思議な粘りで、その一つ一つをクリアしていった。そして、ついに非正規ながら、就職にまでこぎつけたのである。

ただ安全基地となり、支える

そんなある日、彼女の両親が病状を聞きたいということで、お会いすることになった。両親は、娘の前向きな変化に驚くと同時に、いったいこれから、どうかかわっていけばいいのかわからないと、戸惑っているご様子だった。十年前のようなことになって、せっかくの変化を台無しにしてしまわないかという不安もあったのだろうか。

しかし、一時の冷戦状態を思えば、最近は、さりげない話をすることもあり、見違えるように柔らかくなったという。いったい娘に何が起きているのでしょうかと、不思議そうに尋ねてこられる。

しばしば起きることだが、家族が安全基地として機能していない場合でも、外に安全基地となる存在ができると、次第に愛着が安定し、今までぎくしゃくしていた家族とも、何かの拍子に話をしたりするようになる。

だが、愛着の修復に向かうか、またぎくしゃくした状態に戻ってしまうか、ある意味、ここからが勝負だった。ご両親もそれを感じて、担当医である筆者を訪ねてきたのだろう。

筆者は、今何が起きているのかをざっと説明するとともに、ご家族が安全基地となることが、彼女を支えることになると話した。そして、具体的には、彼女の話をただ聞くだけにして、決して指導したり、助言をしたりしないようにとお願いした。彼女の方が、自分から意見を求めてきたときだけ、ごく控えめに意見を伝えることはよいが、それはあくまで、一つの意見に過ぎないので、自分が思うようにしたらいいよということを、忘れずに付け加えることも伝えておいた。そして、いいことにだけ反応し、悪いことは見ないふりをするようにとお願いした。

厳格で、生真面目そうなご夫婦で、筆者の言うことに、最初は目をぱちぱちさせていたが、「お嬢さんは、自分で決断してここにも来られたんです。今、主体性を取り戻されようとしています。少し頼りなくても、自分で考えて、自分で行動することが、結局、いちばんの近道なんです」とお話しする中で、納得されたようだった。

その後、彼女と両親の関係はすっかり改善し、むしろ彼女の方から、両親に相談したり、頼ったりすることも増えた。

その変化に戸惑った両親が、また意見を聞きにやってきた。私は、「今は、これまで甘えられなかった分を取り戻しているのだと思います。しばらく大いに甘えたら、自然に落ち着いていきますよ。求めてきたら、応えてあげる。それが安全基地の原則です。これから働き始めると、ストレスもたまるし、余裕もなくなります。多少のことは大目に見て、支えてあげてください。絆を取り戻すチャンスです」と助言した。

働き出すまでに、ご両親が安全基地としての役割を取り戻し始めていたことは、幸運だった。試練の連続であったが、そこをまた一つ一つクリアしていった。だが、三か月後に頑張りを認められ正社員に登用されたと聞いたときには、さすがに耳を疑ったものだ。

それから、もう二年になるが、彼女は今も働き続けている。


こうしたケースは、決して例外的なものではない。

発達障害という「医学モデル」の診断にとらわれすぎることは、かえって回復のチャンスを狭めてしまう。「医学モデル」での症状や診断にとらわれず、「愛着モデル」で、愛着関係に着目して、そこを強化することで、一、二年前には想像することもできなかったような大きな変化が生まれることも珍しくないのだ。


愛着アプローチには、奇跡を生むような力が秘められている。

それは、愛着アプローチが特別な手法だからではなく、人間が幸福に生きていくために本来備わっている最も重要な仕組み、愛着という、命と希望を支える仕組みに働きかけ、よみがえらせるものだからである。

第5章　安全基地の条件

すべては、「安全基地になれるかどうか」にかかっている

前章で見たように、愛着アプローチとは、安全基地としての機能を取り戻したり、一時的に肩代わりすることで、愛着システムの安定化を図り、それによって基本的安心感や対人信頼感、ストレス耐性や否定的な認知を改善し、対人関係や社会適応を改善しようとする方法である。それに併行して、随伴していた症状や問題行動も、自然に落ち着いていくことが期待される。

こうした好循環が生まれる原動力は、「誰かがその人の安全基地になれるかどうか」ということに尽きる。

そもそも、問題が起きているということは、その子、その人を支える安全基地の機能が低下していることが多いのである。通常ならば安全基地として問題がない場合にも、本人へのストレスが増していたり、試練となるような状況に直面していて、特別な支えが必要な時期にいるという場合もある。こうした本人の大変さに気づかず、いつもと同じようにあしらってしまうと、本人としては、突き放されたような思いを味わうこともある。

しかし、支え手が回避型の愛着スタイルをもつ人の場合には、自分自身が安全基地になるのは難しいことがある。たとえば、相手にさほど問題がなさそうなときには、普通に接して

安全基地としてふるまってあげられるのに、相手が困ったり、弱っているようなときほど、相手を煩《わずら》わしく感じてしまい、「自分のことは自分でやって」「そこまで面倒見られないよ」「あまり頼られても困る」などと言って、そっぽを向いてしまうこともある。助けを求めてこられると、負担に感じてしまい、自分を守ろうとするスイッチが入ってしまうのだ。

これは回避型の人が陥りやすい落とし穴であり、回避型の人を親やパートナーにもつ人は、頼りたいときに頼ることを拒否され、深く傷つくことになりやすい。

本来安全基地とは、平穏無事なときには、あまり頼らなくていいものである。そんなときには、本人の自由や主体性を尊重して、余計な干渉はしない。だが、困った事態が起きて、助けを求めてきたときには、諸手《もろて》を挙げてすぐに受け入れ、避難場所を提供する。そういう存在であるのが理想だ。

一方、熱い思いや愛情があったとしても、その思いが強すぎて空回りしてしまうと、安全基地としてうまく機能しなくなってしまう。不安型の人に起きやすい事態だ。

安全基地を教えるには、自身が安全基地でなければならない

これまで見てきたように、子どもや配偶者に見られるさまざまな問題点——心身の症状や問題行動、社会適応の困難といったものを改善したいと思ったとき、最も大切で、かつ有効なことは、安全基地としての機能をさらに高めるということだ。その人自身が自覚して、そのことに取り組むことができれば、それがいちばんである。

ただ、自分には自分というものが見えないものである。また、自分はあたりまえだと思っていることが、相手にとってはとても苦痛になっていたり、安全感を損なう要因になっていたりもする。指摘されても、そのことがどうして良くないのか、なかなかわからないということも多い。気をつけていても、つい、身についてしまった反応をしてしまって、安全基地になり損ねてしまうこともしばしばだ。

そこで必要になるのが、第三者の助けである。うまく安全基地になれるように、導く必要があるのだ。

だが、ここにも落とし穴がある。安全基地になれるように指導するということ自体が、上から目線の非難や指図になってしまうと、安全基地になる訓練にはならないのだ。なぜなら、安全基地になる術というのは、頭で理解しても身につかないことだからである。体と心で、体験として身につける必要があるのだ。

ああしたらダメ、こうしなさいというような禁止と命令の指導ばかりでは、安全基地にとっていちばん大切な、応答性や共感性を育てていくことができない。そもそもそうした指導をする人自体が、安全基地となっていないのである。

安全基地となることを教えるためには、教える人自身が教えられる人にとっての安全基地となり、安全基地とはどういうものかを体感させる必要がある。それによって、教えられる人も安全基地としてふるまえるようになるというのが、いちばんの近道なのである。

自分がされたことも味わったこともないことを、人に対してできるはずがない。教えたいと思うなら、安全基地とはどういうものか、相手に味わってもらうしかないのである。

安全基地になるための原則

子どものころから、安全基地となってくれる親や身近な存在に恵まれた人は、それを自然に身につけることができる。だが、そうした機会に恵まれなかった人は、安全基地となる能力に長《た》けた人からサポートを受ける中で、そうした能力を育んでいく必要がある。

そうした実践的な取り組みの中でしか、安全基地になることはなかなか身につきにくいことなのである。だが、誰もがそういう機会に恵まれるわけではない。

そうしたサポートが受けられない人も、自分なりに努力して安全基地としての働きを取り戻そうとするとき、まずどういうことが必要で、何を心がければ良いのかということがわかっていなければ、努力のしようもないだろう。

そこで本章では、安全基地となるための条件について、まず頭に入れておいてほしい基本の部分について述べたい。単なる知識に終わるのではなく、少しでも実践に役立つように、応用の利きやすい基本原則という形でまとめてある。

いずれもシンプルな原則であるが、現場で実際に使える鍛え抜かれた経験知であり、実際に経験を積めば積むほど、その大切さがわかることだろう。

◇安全感を脅かさず、安心できる関係を目指す

安全基地になるとは、その人にとっての安心感の拠り所となることである。

当然のことだが、そこで最優先なことは、本人の安全感を脅かさないことである。

本人は傷ついて、避難場所を必要としているのである。まず必要なのは、非難や批判、評価をすることなく、ありのままの状態を受け入れることである。

傷ついているのに、責められたり、問い詰められたり、考えたくもないことを考えさせられたりすれば、ここにも居場所がないと思ってしまうだろう。

まずは、安心して休みながら、傷を癒せる場所となることが求められる。

安全基地がうまく機能すれば、休みが必要な間は、ゆっくり休養をとり、傷ついた思いが癒されて元気を回復すれば、また本来の活動へと戻る。別に出て行けと言わなくても、自分から行動を再開する。失敗したことを責めたり、求められてもいないことに意見をしたりするのは、本人を余計に痛めつけ、回復を邪魔することにしかならない。

しかし、この基本中の基本さえも、実際に行動するとなると、そう簡単なことではない。少なくない人が、自覚しないままに、本人の安全感を脅かす行動や発言をしてしまうのである。

その一つが、本人が今いちばん話したくないことを、心配のあまり聞いてしまうことだ。たとえば、学校や会社のことで悩んでいる人に接する場合、むやみに学校はどうだ、会社はどうだと、根掘り葉掘り質問することは、傷口に塩をすり込むようなものである。今は触れられたくないことをずけずけ聞かれても、助けになるどころか、余計落ち込むばかりである。そういうことを、いきなり聞いてくる人に、気持ちを開こうという気にはなりにくい。

こうした状況では、まず本人にとってさして重要でない、たわいもない話をすることから始める。それさえもしんどそうなら、黙って一緒にいるだけでもいい。無理に話しかけないことも大事なのである。何気ないいたわりを見せて、ゆっくりできるように配慮することで、安全感が守られる。自分のペースでいていいのだと思えることがポイントである。

そうして十分に安心感がもてるようになると、何かの拍子に自分から話し出すものである。それをじっくりと待つ。こちらのタイミングではなく、本人のタイミングが大事なのである。そして、何かを言ったときには、そのことをしっかりと受け止めて、それに対して丁寧に応えていく。

悪いパターンは、こちらが言いたいことを言っているときには、相手が求めてもいないことを一方的にしゃべりすぎるのに、ようやく本人が自分の気持ちを話し出したときに、ろくに聞きもせずに、せっかくのチャンスを逃してしまうということだ。ひどいときには、チャンスを逃したことにも気づいていない。

なぜそんなことが起きるのかというと、自分の考えや視点しか見えていないので、せっかく本人が言ったことを、頭がキャッチできないのだ。ことに自分の期待していることと違うことだったりすると、何も聞こえていないような反応になったりする。

そうなると本人は、「せっかく言ったのに、それには何も応えてもらえない」という気持ちになる。「この人とは話をするだけ無駄だ」ということになってしまう。

◇叱ることをできるだけ減らす

とくに相手が子どものときに言えることだが、安全基地になることを妨げる要因として非常に多いのは、親が叱りすぎてしまっている状況である。

そしてじつは、このことは、大人にも当てはまる。部下を叱りすぎる上司、配偶者を責めたり貶《けな》したりする夫（妻）も、安全基地となることはできない。叱られる側との関係が悪化するだけでなく、相手の自己肯定感や安心感を損ない、病気にしてしまうことも珍しくない。

そこまで深刻な影響が及んでしまうのも、叱ったり貶したり責めたりすることが、虐待と同様、愛着システムにダメージを与えてしまうからだ。ことに感情的に叱ることは、ダメージが大きい。強いストレスを与え、症状や問題行動を表面化させたり、さらに激化させてしまう。子どもの場合、叱れば叱るほど反抗的になり、もっと困ったことが起きるが、大人でも似たようなものだ。叱れば叱るほど、責めれば責めるほど、ダメになっていく。

失敗は無論、悪いことをしたときも、感情的に叱るのはマイナス効果である。親の金を持ち出すとか、嘘をつくといった事態に接すると、親は慌ててしまい、厳しく折檻《せっかん》を加えてしまうこともある。しかし、そんなことをすると、逆にそうした問題行動をくり返させてしまうことになりやすい。

行動療法の原理に従えば、罰を与えれば、その行動が減るはずなのに、実際にはそうはならない。とくに、親が子を罰するような場合には、正反対なことも起きる。なぜだろうか。その理由も、愛着モデルで考えれば納得がいく。罰を与えることが、さらに愛着にダメージを与え、そのマイナスの影響の方が、罰による抑止効果を上回ってしまうと考えられる。叱ったり、罰を与えたりしても、うまくいかないのである。

ところが、親自身（上司や配偶者の場合でも同じ）に愛着障害があり、とくに親もその親から虐待されたことによる未解決な課題を抱えているという場合には、知らず知らずのうちに親が自分に強《し》いたことと同じことを我が子（部下や配偶者）に強いてしまうことも多い。

怒りのスイッチが入ると、頭が真っ白になり、誰か別の存在に操られるように、激しく怒鳴ってしまうというケースもある。過去のトラウマが無意識的な支配を及ぼして、自動的な反応を生み出しているので、いくら注意していても、スイッチが入るとコントロールできないということになりやすい。軽い解離状態が起きている場合もある。こうした場合には、トラウマケアを併用したり、薬による治療を併用することも助けになる。

このように、治療すべきは親（上司、夫）の方であるということも珍しくない。子ども（妻または夫）に薬を飲ませるよりも、親（夫または妻）が薬を飲んでイライラしなくなったことで、子ども（妻または夫）の問題がなくなってしまうということも起きるのである。くり返しになるが、とくに子どもの場合、叱れば叱るほど、行動の問題が悪化することは、無数の例が証明する事実である。同じ轍《てつ》を踏まないようにしてほしい。

むしろ、①良い行動をしたときにほめるようにし、②好ましくない行動は無視した方がいい。ただ、③どうしても看過できない、生命にかかわるような重大な問題行動については、しっかり反省させることも大事だ。このように大きく三つに分けて対応すると良いだろう。

◇叱れない関係もまずい

ただし、中にはまったく叱れないという場合もある。この場合も、安全基地としては、うまく機能しない。そこが安全な避難場所であるためには、少々のことではびくともしない頑丈さや危険から守ってくれる強さも必要なのである。

我々が幼子だったころ、母親がどれほど大きな存在だったか覚えているだろうか。まるで神のように万能な力をもち、どんな問題にも対処してくれると同時に、いけないことは「ダメ！」と言って、しっかり止めてくれる。地団駄を踏もうと、有無を言わせず抱えあげられてしまえば、もう抵抗などできない。しかし、それは決して暴力的な攻撃や強制ではなく、愛情を込め、身を挺《てい》して守ってもらえているという安心感がそこにはあったはずだ。

まだ二十歳のアン・サリバン女史が、六歳のヘレン・ケラーに出会ったとき、ヘレンは、何の躾《しつけ》も教育も施されず、手づかみで食事をし、他の人の皿にも手を伸ばし、少しでも自分の欲求を邪魔されると、癇癪を起こすという状態だった。ご存知のようにヘレンは、一歳七か月のときにかかった熱病の後遺症で、視力と聴力を失った。娘を不憫《ふびん》に思った両親は、ヘレンが何をしても叱らず、やりたい放題にさせていたのである。

このためサリバンが何かを教えようとしても、気に入らないことは一切受け付けようとしなかった。また躾をしようとしても、父親のケラー大尉がすぐ横やりを入れてしまうので、埒《らち》が明かなかった。その事態を何とかしようと、サリバンは、ヘレンと二人だけで暮らさせてほしいと申し出る。ケラー大尉も同意して、離れの家で二人の格闘の日々が始まる。

サリバンはヘレンに食事のマナーを教え込もうとするが、ヘレンは頑なに受け入れようとしない。この段階で、ヘレンがサリバンに対して示していた特徴的な反応は、体に触れられることを強く拒否するということだった。一緒に寝ることも嫌がった。しかし、他に頼れる人がいないと観念したヘレンは、次第にサリバンを受け入れ、体に触れられることや、一緒に寝ることも受け入れるようになる。そうなると、ヘレンは、サリバンに親しみを覚えるようになり、その指導も受け入れるようになる。サリバンに対して生まれた愛着のゆえに、相手を異物とみなして戦うのではなく、相手を受け入れることができるようになったのである。いったん二人の間に信頼関係が生まれると、ヘレンは進んで学ぼうとするようになり、サリバンがヘレンと格闘する必要も一切なくなったのである。

そうなるまでの期間は、意外なほど短かった。あの奇跡的な変化までは、何か月も何年も要したわけではないのだ。わずか二週間で、ヘレンは別人に成長していたのである。

安定した愛着が生まれてしまえば、不必要に叱る必要もないが、安定した愛着を生むためには、体を張って向き合い、格闘するような時期も必要だったのである。このことは、障害の種類や事情はまったく異なるものの、少年院で非行少年と法務教官が向き合い、体を張って格闘する状況と重なるところがある。愛着には身体的な要素が強い。体や心が痛むことを嫌って、腰が引けた対応しかできないのでは、やはり本当の安全基地にはなれないのである。

一番いいのは、幼いころ、それが必要だったときに、親がしっかりそうした対応をすることである。ところが、親の方に叱れない引け目があったり、可愛すぎて愛情に溺れてしまうと、後に禍根を残すことになる。時期が遅れれば、その分対応は大変なものになるが、体を張って止める覚悟がなければ、揺るぎない愛着を取り戻すことは難しい。

◇求められたら応える——感受性と応答性

安全基地となる上で、もう一つ重要な原則は、応答性である。応答性とは、一方が何かすれば、もう一方が、それに反応することである。何か言えば、振り向くなり、笑うなり、返事をするなり、とにかく反応する。求めたら、応える。

最悪なのは、何も反応がないことだ。つまり、無反応や無視することである。反応が乏しいと、それだけで印象や好感度が悪くなってしまうのは、それが安全基地の条件から大きく外れてしまうからである。そのことは、生物学的に何千万年もかけて、われわれに組み込まれているので、反応の乏しい人に対しては、生理的な不安や警戒心が湧き起こってしまう。

能面のような顔は、不気味で怖い。何の悪意もなくても、仏頂面《ぶっちょうづら》を見ると、自分のことを拒否された、否定されたと思ってしまう。

愛着は元来、子どもを危険から守るために進化したと考えられている。安全基地である存在は、文字通り、子どもに危険が迫ったとき、そのことを素早く察知して、ただちに保護するための行動を起こす必要がある。そのためには、安全基地となる存在は、子どもだけでなく、その周囲にも目を光らせていなければならない。

子どもが泣き声を上げても、それを聞いていなければ、応えることはできない。万一に備えて、神経を張り巡らせていることも必要になる。そうしていて初めて、いざというときに素早く応答できるのだ。これは、「高い感受性」とエインスワースが呼んだ特性でもある。感じ取れなければ、応えることもできない。高い感受性と高い応答性は、二つで一組なのである。

ただ求められたら応えるというだけでなく、いつも気を配っていることも大事なのである。求めたら応えると聞いて、「求めるまで放っておいたらいいのですね」と言う方がいるが、それは少し違うのである。放っているように見えるときも、ひそかに目を光らせて、何が起きているのかをさりげなく見守っていることが求められるのだ。

もちろん、成長とともに、本人に任せていくということはあるが、決して放っておくということではない。いつも心にかけ、気づかっているという姿勢が大事である。

◇反応が遅いのは大減点

安全基地を必要とするときというのは、困っているときである。助けを求めているのに、すぐに応えてくれなかったら、命にかかわるかもしれない。泣いているのに、放っておかれたら、捕食動物にさらわれてしまうかもしれないし、川に流されてしまうかもしれない。

反応が遅いことは、生物学的に危険なことであり、安全基地としては欠陥なのである。安全基地とみなされるためには、素早い反応が求められる。それによって、自分が見守られている感覚を味わうのである。そのことは、昔も今も、子どもにとっても大人にとっても、変わらない原則である。

助けを求めてメールを出したのに、忘れたころに返事が来たのでは、見捨てられたような思いの方が強まってしまう。これだけ放っておいて今さら何だと怒りさえ湧いてしまう。

愛着が不安定な人は、友人や恋人に出したメールの返信が遅いだけで、精神的に不安定になってしまう。安全基地であるためには、まめであることが重要である。まめな反応ができない人は、最初から期待させないように、そのことを説明しておいた方が良い。

◇気分や仕草、声のトーンを合わせる

安全基地となることは、何も人間だけの特権ではない。犬でも馬でも、母犬や母馬は、仔犬や仔馬に対して、安全基地としてふるまっている。

つまり、難しい理屈や高い知能が、必ずしも必要なわけではない。母犬が仔犬に対してどうふるまっているか、それと同じことが、人間の母と子にも当てはまるのである。言い換え

れば、「非言語的な反応」が重要なのである。

もちろん、人間は高い知能と豊かな情緒や表現にとんだコミュニケーションの能力をもつがゆえに、非言語的な応答だけでなく、言語的なやり取りも重要になるのだが、愛着を深めていく上では、やはり非言語的な応答が大切なのである。

その基本は、相手の声の調子、表情、仕草に、こちらの声の調子、表情、仕草を同期させるということだ。

相手が低い声でゆっくり話しているのなら、その声の調子に合わせる。表情やうなずきといった体の動きも同期させる。相手にわかりやすいくらい、やや大きめの動作で、相手の動きを鏡に映すかのように反応する。

これを怠ると、あなたがいくら熱心に話を聞いていても、相手は聞いてもらったという手ごたえを感じない。反応が乏しいと感じてしまい、聞いているのかどうかわからないという不安を与えてしまう。声の調子が高すぎたり早口すぎたりしても、耳障《みみざわ》りに感じて、違和感を覚えてしまう。それでは、安全基地になりにくいのだ。

視線の使い方も、相手に合わせる。相手がまっすぐにこちらを見て話す場合には、こちらもまっすぐ相手を見て話す。相手が視線をそらしがちにする場合には、あまり相手を凝視し続けないで、ほどよく視線をそらしながら、話を聞く。しかし、相手の反応から目を離さないようにしておく必要はある。

このように、言葉だけではなく、本人の非言語的な反応にも応答し、寄り添う必要があるのだ。非言語的な反応がうまく応答し合うと、親しみが湧き、居心地よく感じる。いくら言葉で相手に的確に応えていても、非言語的な反応の面で相手に応答できていないと、相手ははぐらかされているように感じ、安心感や信頼感をもつことができない。

非言語的な応答が苦手な人は、幼い子どもや動物と遊んだり、世話をすることで、そのスキルを高めることができる。

◇高い感受性と非言語的応答はリンクしている

応答性とは、単に応えるのではなく、相手が求めていることに応えることである。相手が求めていることに応えるためには、相手が何を感じ、何を考えているのかを察知しなければならない。

調子を合わせることの意味は、じつは外面的な同期による心地良さ以上に、この点に関係している。つまり、相手と同じような声の調子や表情、動作をすることで、相手の気持ちを共有しやすくなるのだ。ミラーニューロンという、目にした動作や表情から、感情や意図を映し出す仕組みによって、われわれは相手の非言語的な表現を真似ることで、心の中まで模倣することができるのである。

つまり、動作や表情を共有するということは、気持ちを共有することにつながるのである。それゆえ、動作が同期すると、気持ちが共有されたように感じ、親密さが生まれやすいのである。

逆にいうと、非言語的な反応を抑えるということは、気持ちを相手と共有することを避けているということに他ならない。

安全基地となろうとする人間が、そうした態度で相手に向き合ったのでは、相手に対する拒否や警戒心を示すことになってしまい、本気で安全基地になろうとしているのか、それとも口先だけなのか、その真意を疑われてしまうことになる。無表情なまま、「仲良くしよう」と近寄られても、相手が困ってしまうのである。

◇自覚しにくい反応のズレ

安全基地となるためには、相手が求めていることを汲み取って、そこを外さないように応えなければならない。だが、現実には、相手の意図や気持ちを読み取り損なうということが、しばしば起きる。

相手の反応に無関心で、注意を払っていなかったり、自分の考えや気持ちしか見えていなかったりすると、当然相手の求めていることと、こちらの反応がズレを起こしてしまう。せっかく応答しても、ズレた反応をすると、逆効果になってしまう。

たとえば、同情や慰めを期待して、自分の失敗を打ち明けたのに、「お前、バカか。そんなことをしたら、ダメに決まっているだろう」と、貶す言葉しか返ってこなかったり、「こうしておけば良かったんだよ。今からでも遅くない。そうしなさい」などと助言や命令をされたら、たいていの人は、打ち明けたことを後悔するだろう。「もういい」と、怒って出ていき、自分の部屋に閉じこもってしまうかもしれない。

ところが、そんな反応を見て、「何、あの態度。せっかく教えてあげたのに」と、相手をなじるばかりで、自分の非には気づかないことも多い。自分の反応が、応答性の原則から外れてしまったことが自覚できないのである。

この点には、その人がもつ感受性の質がかかわってくる。安全基地になれない人は、概して鈍感なのである。ただ、鈍感なのは、相手の気持ちに対してであり、自分の気持ちに関しては、過剰なほどに敏感なことも少なくない。つまり、鈍感というよりも、自分のことで手いっぱいになり、相手のことにまで気が回らないといった方がいいかもしれない。

感情的になりやすい人も、自分のことに熱中すると他のことに上の空になってしまう人も、気が滅入《めい》って周りに関心がもてない人も、いずれも安全基地としての機能が低下してしまう。安全基地になろうと思えば、相手の言葉だけでなく、仕草や表情といった非言語的な反応にも神経を凝らし、相手が何を感じているか、何を求めているのかを、必死に汲み取らねばならない。

カウンセリングの達人といえる人は、非言語的な反応を読み取る力が並外れて高い。相手の気持ちを正確に汲み取り、相手が求めている反応を的確に返すことができる。そうした高い感受性と応答性によって、本人の気持ちにぴったり寄り添うことができるのだ。

しかし、達人の域に達したカウンセラーでさえ、愛着が不安定なクライエントの面接の場合には、一セッションを終えただけで、ぐったり疲れることもあるという。相手のかすかな反応さえも見逃さないように全神経を凝らし、一つ一つの言葉にも、気を抜けないためだ。まさに真剣勝負なのである。

高い感受性を備えている人でさえ、相手の気持ちを正確に汲み取り、的確な反応をしようとすれば、それくらいの集中とエネルギーを必要とするのだ。相手の顔も満足に見ずに、上の空で、できるようなことではないのである。

◇素人にもできる、ズレを最小限にする方法

そんなふうに書くと、とても素人にはできそうにないことのように思われるかもしれないが、心理療法を学んだことがない人でも、ズレを少なくし、相手の気持ちに寄り添いやすくする方法を伝授しよう。

これは、カウンセリングを勉強する場合に、基本として学ぶことでもある。それは、相手の話していることに、ぴったりついていくことである。

そのために用いる技法は、大きく三つある。

一つは、一般の人も使う機会が多いもので、「なるほど」「ほう」「そうでしたか」といった「合いの手」となる言葉である。大きなうなずきとともに使うと効果的である。共感しながら聞いていますよというメッセージになり、話している者には心地よく感じられる。基本中の基本だが、そうした点を怠らないことがまず大事である。

もう一つは、相手の言葉を、そのままオウム返しにしたり、なぞったりして、映し返す技

法である。

たとえば、「最悪だ。もう会社に行くのが嫌になった」と相手が言えば、「会社に」とか「嫌になったんだ」というように、相手の使った言葉の一部を曖昧に返すだけでよい。すると、それが呼び水になって、会社がどんなふうにひどいことになっているかとか、嫌になった事情を話してくれるだろう。

相手の使った言葉以外の言葉は、原則として使わないが、「～ということですね」と相手の言葉を、要約する場合もある。そのときも、できるだけ本人の使った言葉で要約した方がいい。

もう一つの技法は、「どんな」とか「どう」といった、曖昧な疑問詞を使った質問をすることだ。

本人が、ポロポロ泣きながら、「死にたい。すぐに殺して」と言ったとしよう。

真面目な人は、「バカなことを言ってはダメだ。きみを殺したりできるわけがない。そんなことをしたら、殺人罪になってしまう」などと、本人の発言を否定し、理屈で必死に説得しようとするかもしれない。

だが、本人からすると、求めていることとはズレているのである。本人は、自分の苦しい気持ちをわかってほしいのであり、自分を大切に思ってほしいのである。その気持ちを汲み取って、「そんなにつらいのかい。でも、僕がきみのことを守るよ」と言えば、求めている通りのどんぴしゃの答えになるかもしれないが、そこまで言うのには、それ相応の覚悟と責任が必要になる。誰に対してでも、言えるセリフではない。

また、そんなふうに、本人の言葉ではなく、こちらの言葉を使ってしまうと、本人の土俵ではなく、こちらの土俵で戦うことになりかねない。たとえそれで本人の状態が良くなったとしても、それは本人の意思と努力の結果というよりも、こちらの責任と負担でということになり、こちら任せになってしまう危険がある。

それを避けるためには、本人の言葉以外のものは、できるだけ使わない方がいい。「死にたい」という言葉をなぞるのも、一法であるが、あまり前向きでない言葉をなぞると、それがかえって強まったり、固定化したりする場合もある。では、どうすればいいのか。

こうした場合に使える方法が、「どんな」とか「どう」という疑問詞を用いた質問である。このケースであれば、「死にたい。すぐに殺して」と言ったことに対して、「どうしたの?」とただ問い返せばいいのである。そして、本人の説明や気持ちを引き出す。

「何もかも嫌になった。また失敗して、上司に怒られてしまった」と事情を説明するかもしれない。「この先、生きていても、どうせ何もうまくいかないから」と悲観的な考えを訴えるかもしれない。それに対して、また言葉をなぞったり、「どうして」「どんなふうに」という疑問を投げかけながら、気持ちを掘り下げていく。

「怒られたんだ。でも、どうして死にたいと思うの？」「どうせ何もうまくいかないって、どうしてそう思うの？」といった質問をするのだ。こちらが答えを用意する必要も、答えに導こうとする必要もない。相手の気持ちから焦点がそれないようにして、どこまでも対話を続けていくこと。そして、答えを見つけるのは、こちらではなく、本人だということである。ただ共感しながら、邪魔をしないように、話の流れに付き合うことが大事なのである。

困っていることや苦しんでいる話を聞くと、すぐに問題を解決したくなる人は、安全基地になりにくい。ことに、本人を押しのけて、答えや解決法を言ってしまう人は、親切なことをして役に立っているつもりかもしれないが、じつは邪魔をしているのである。

本当に目指すべきは、問題の答えを見つけることでも、解決することでもない。問題に本人が向き合い、本人なりの答えを見つけていくことに付き合うことなのである。付き合うことができない人は、安全基地にはなれない。本人を押しのけて、自分の答えを出してしまったのでは、一方的な押し付けに過ぎない。それは、これまで本人を行き詰まらせてしまったやり方であり、また同じ失敗をくり返すことになってしまう。説教をしたり、持論を述べたり、アドバイスをしたりするのも、一方的な押し付けに過ぎず、応答になっていない。こちらがいいことを言っているつもりでも、相手からするとズレた反応でしかない。そんなことは今、誰も求めていないのだ。

風呂に入って、汗を流して、その後でビールを飲もうと思っていたら、こちらの要望も聞かずに、風呂に入る前に、いきなりビールをつがれるようなものである。何か調子が狂ってしまい、満足よりもイライラを感じてしまう。

◇求められていないことは言わない

安全基地に求められる応答性とは、「求められたら応える」ということを基本にする。ということは、それは同時に「求められていないことには応えない」ということでもある。

愛着関係が成立する最初のステップとして重要なのは、授乳を介した母親との結びつきである。その場合も、母親が自分のペースで、そろそろ時間がきたからと、子どもに母乳やミルクを与えるという方法は、安定した愛着を育むのには好ましくない。赤ちゃんがお腹を空かせ、自分からオッパイやミルクをねだったときに、与えるというのが望ましいのである。

求めたら応える、しかし、求めていないのに、こちらから勝手に与えることは慎む。そうすることによって、赤ちゃんは自分の欲求やペースに従って生活することができ、そうした状況を与えてくれる存在に、安心や信頼をもちやすい。

ところが、まだお腹が空いていないのに、無理に飲ませようとしたり、求めてもなかなか与えてもらえなかったりすると、世話をしてくれる存在に対して、違和感や不快さを感じてしまう。それが、積み重なると、外界や他者全般に対する違和感や不愉快につながり、理由もなく生きづらさを抱えてしまうことにもなる。

求められていないときは与えない、言わないという原則は、安全基地となる上で、とても大切である。自分を、良い親、献身的な支え手と思っている人に起きがちな過ちは、この原則を破ってしまうことである。

求められていないのに、口出ししたり、与えたりすることは、本人の主体性を侵害することで、安全感を損なうことになるだけでなく、本人が主体的に行動できるように成長することを妨げる。結局、悪い依存を生み、自立を邪魔してしまうのである。

子どもは、そんな親に依存しつつ、自分をそんなふうにしてしまった親に対して、鬱陶《うっとう》しさや怒りを覚えるようになる。反発しているのに、依存しないとやっていけないという矛盾した状況が、さらに本人をいら立たせ、周囲に対しては攻撃や暴力にもなり、自分自身に対しては自己嫌悪や自己否定、そして、そこからくる落ち込みになる。

◇自分の言い分にとらわれる人も、ダメ

求めているときに、求めていることを返すという応答は、安全基地の大原則である。求めれば、すぐそれに応えてもらえるとき、本人はわかってもらえていると感じ、相手への親しみや安心感、信頼を覚える。

そういうことを積み重ねる中で、安定した愛着が育まれると、たまに期待とは違う反応が返ってきても、むしろ、どうしたのかな？　と相手のことを気づかったり、自分の方に何かまずいことがあったのかなと、自らを振り返るようになる。

ところが、逆に、求めてもいないときに求めてもいないことを一方的にされ、それが積み重なっていくと、嫌悪感や反発になっていく。そんな人と一緒にいても、落ち着かないし、くつろげない。ましてや、心を開こうという気にはなれない。

安全基地となれない人は、自分でも知らないうちに、自分の言い分ばかりを口にしてしまう。相手の気持ちに注意を払っていないので、相手が辟易《へきえき》して嫌がっているということにも

気づかない。気づいていても、自分の言い分にこだわってしまい、相手を説得しようと言い続けてしまう。

ある母親が、息子の朝食にお味噌汁を作って出した。すると息子は、「味が薄いな」と不満げに顔をしかめた。それを見て母親は、少し気分を害し、「あなたの体のことを考えて、塩分を控えめにしているのに、どうしてそんな言い方をしないといけないの」と、つい息子に食ってかかってしまった。

息子は箸を投げ出すなり、席を蹴《け》って、部屋にこもってしまった。ひきこもりがちだった息子が、ようやく食卓で一緒に食事をしてくれるようになっていたのだが、また振り出しに戻ってしまったと、母親は嘆いた。

それでも母親は「いったい息子の体を思ってやったことの何が悪いんでしょうか。私は当然のことを言ったまでだと思うんですが」と、息子の反応がまるで理解できないようだった。

人の気持ちに対する感受性というものは、それぞれ違っている。この母親にとってはあたりまえの受け止め方で、あたりまえのことを言ったに過ぎないのだが、それがなぜ息子を立腹させてしまったのか。

それは、息子が求めていることとは違うことを、ムキになってしてしまったからだ。

息子が「味が薄いな」と言ったことに対して、母親は必死に自分の立場や薄味にした理由を説明して、息子を説得しようとした。だが息子にしてみれば、「味が薄い」と言ったことさえも、直《ただ》ちに説得されて、考えを変えるように迫られたとしたら、何も言えないではないか。

たとえば「あ〜、疲れた」と言ったら、「疲れるほどのことは何もしていないし、そんなことは言うべきではない」と説得されるようなもので、本音も何も出せなくなってしまう。

安全基地が「安全」なのは、自分の本音を出しても、それを受け入れてもらえるからだ。不満一つ言わせてもらえず、それに対して教育的指導が入り、説得や批判をされるとなると、そこは思想改造のための収容所になってしまう。

この母親は、自分の思いや言い分を本人の気持ちよりも優先し、いつのまにか押し付けているということに、まったく気づいていなかったのである。本人の気持ちに感受性を働かせるどころか、自分の言い分しか見えていなかったのである。その結果、息子にとっての安全基地とはならず、息子は居場所を失って、自室にこもるしかなかったのだ。

◇余計な発言や助言より、無心になって聞く

安全基地になれない人の典型は、すぐに自分の意見や考えを言いたがる人である。黙って

いられないのだ。

　誰もその人の意見など求めていないのに、勝手に分析や評価をしたり、助言や問題解決の代行をしようとする。専門家や経験者として意見を聞かれているのなら、それも良いが、ただ話を聞いてほしいだけなのに、余計なことをすぐ言ってしまう。

　こうしたことが起きやすい人にも二通りいる。

　一つのタイプは、衝動性や感情のコントロールの能力が弱く、思ったことをすぐ口にしてしまうだけでなく、頭ごなしに叱りつけたり、感情的に怒ったりという反応をしやすい。対応が極端になりやすい上に、怒ることも多いので、なおのこと安全基地になりにくい。虐待やＤＶが起きやすい一つのタイプである。

　しかし、このタイプとはまったく様相が異なっているのだが、余計なことを言わないと気がすまないタイプがある。むしろ生真面目で、きちんとしていて、専門職など社会的地位の高い職業に就いていることも多い。

　このタイプは、自分の一家言や定見をもっていて、自分がこれまで成し遂げてきた成功体験に基づいて、自分の流儀に信念をもっている。

　ただ、自分が大切にする信念や流儀にとらわれすぎ、それ以外のことが受け入れにくい。

そのため、相手の言うことを虚心坦懐《きょしんたんかい》に聞くことができない。どうしても自分の価値観や論理で、評価してしまう。

つまり、相手から見ると、独善的な考えに凝り固まっているように感じられる。「どうせ自分の気持ちや考えはわかってもらえない」と思えてしまう。

実際、本人が勇気を振り起こして、大切な思いを伝えようとしても、それが自分の意に沿わないものであると、一方的に、自分の経験や信念について語り出し、相手を説き伏せようとする。そうなることが目に見えているので、その人の前では、本音では話さなくなるか、そもそも顔を合わすことを避けるようになる。

そんな状況では、安全基地となることは到底できないし、安全基地になることができなければ、本人の助けになることもできない。本人からすると、自分のことを認めてもらえないと感じるだけなので、一方では反発を生み、もう一方では自己否定の原因となって、力を削ぐだけのことである。

こうした悲しい関係をやめて、本人の力になりたいと思うのなら、本人にとっての安全基地となる努力をしなければならない。

そのために大切なことは、自分の経験や信条のことはいったん忘れて、真っ白な気持ちで本人の言葉に耳を傾けることである。自由な心と、本人の立場に立った共感で、その言葉に耳を傾け、相槌《あいづち》を打ち、「そういう気持ちなんだ、そういう考えなんだ」と、そのまま受け止めることである。

親や家族よりも、心を扱う専門家の方が圧倒的に有利なのは、この点である。それまでの、期待をしたり、傷つけ合ってきた経緯がないので、本人の話を無心で受け止めやすいのである。先入観をもたずに、本人を見ることができるのだ。

しかし、親や家族がその人を良い方向に変えていこうと思うなら、今までの散々な経緯については、いったん頭から拭《ぬぐ》い去り、もう一度新しい気持ちで本人と向き合う必要がある。過去の失敗や恨みつらみにとらわれていたのでは、どちらも前に進めないのである。

どちらかが先に、それをするしかない。自分が傷つけられたことにとらわれている限り、相手も変わらないのである。

しかし、もう一度、初めてその手に抱いたときの思いに戻って、傷つけられたことよりも、与えてくれた喜びや優しさを思い出し、虚心に向き合おうとするならば、そこから突破口が開ける。

傷口にいきなり触れてしまう母親――ケース⑦

大学院に通う二十三歳の女性・恭佳さん（仮名）が、うつ状態や自傷をくり返し、不安定になっていると、母親から相談があった。とても頑張り屋で、成績もよく、スポーツでも高校まで優秀な選手だったという。母親自身そのスポーツを長年やっており、勉強よりも、そちらの指導になると、つい熱が入ったという。

そうして鍛えたガッツもそなわっていたので、少々のことがあっても、撥ね除けて生き抜いてくれると信じていた。それだけに、娘の最近の状態は、母親には理解できず、ショックだったようだ。

だが、母親が気づいていなかっただけで、恭佳さんの心は、だいぶ以前から悲鳴を上げていたようだ。

その後、本人も通ってくるようになってわかったことだが、高校生の後半ごろから、過食しては嘔吐することをひそかにするようになっていたのだ。また、友人関係がうまくいかないことでも悩むことが多かった。彼女の方が、すごく気を遣っているのに、相手からぞんざいな反応しか返ってこなかったりすると、ひどく傷ついてしまうのだ。

高校のときも大学のときも、友人関係でつらくなり、学校をやめたいと思っていたこともあった。しかし、少しでも不満を言うと、母親の方がイライラして、こちらが悪いように責めてきたり、勝手な助言ばかりしてきてうるさいので、次第に本音は言わなくなっていたのだ。

母親は娘の現実に向き合うよりも、自分が期待する、勉強もスポーツもこなし、すべて順調な理想の娘だけを求めてしまっていたのである。娘は、困っても愚痴《ぐち》をこぼすこともできず、安全基地として機能しなくなっていた。そういう中で、勉強でもスポーツでも頑張って成果を出さないといけないというプレッシャーが、次第に彼女のバランスをおかしくしていったのである。

周囲の顔色に敏感で、気ばかり遣ってしまう点は、不安型愛着の特徴だといえるが、母親に支配され、母親の意向に逆らえずに育ってきたことが、その傾向を強めてきたと思われる。不安型の愛着が、対人関係を行き詰まらせる要因にもなっていた。

改善のためには、母親が安全基地としての役割を取り戻すことが必要であった。幸い、母親は何とかしたいとの思いを抱き、自ら助けを求めてきている。こうしたケースは、最も改善しやすいといえる。

そこで、母親を担当したカウンセラーは、まず恭佳さんと何気ない会話ややり取りをするところから始めてもらうことにした。

それまで母親は、口を開くと、いちばん気になっている問題につい触れてしまうという過ちをくり返していた。というのも、母親にとっては、そのことが解決すべきいちばんの問題であり、娘の問題に向き合うのが当然だと考えていたからだ。

しかし、それは手をケガしている人を助けるのに、わざわざケガをしているところを掴もうとするようなもので、相手からすると非常識もいいところだ。そんな人を信頼して、助けを求めようとは思わないだろう。

母親は問題解決を急ぐあまり、本人の痛みやつらさというものを受け止めることを怠ってしまうのだ。そこからまず変えていく必要があった。

染み付いたクセというものは、そう簡単に修正できるものではないが、カウンセリングのたびに、母親自身も自分の苦しさを受け止められる体験をする中で、徐々に自分の気持ちではなく、娘の気持ちに合わせて、話ができるようになった。

不満や愚痴が受け止められない

最初のハードルがクリアされると、娘はよく母親に話してくれるようになった。以前は良いことしか言わなかったのに、困っていることや悩んでいることも話すようになったのだ。

ところが、ここで次の問題が出てきた。中立的な内容の雑談をしているうちは、母親も力の抜けた、良いかかわりをすることができるようになっていたのだが、恭佳さんが本音で話すようになると、「愚痴や不満ばかり聞かされる」という気持ちになり、ついイライラして、指導や助言をしてしまうことが増えてしまったのだ。

母親には、問題があるとすぐに自分なりの解決や答えを出して、排除してしまいたくなるところがあるようだった。つまり、問題を抱えていられないのだ。本人が問題に対して、ああでもない、こうでもないと悩んでいる過程に、付き合うことができないのだ。

担当したカウンセラーは、母親に、「お母さんが答えを出さないでください。恭佳さんが自分で答えを出すのに、じっくり付き合ってください。そのために必要なのは、お母さんの発言は控えて、本人の話をとことん聞いてあげることです」とくり返し伝えた。と同時に、母親として娘のことを思う気持ち、それゆえに、焦ってしまう気持ちも丁寧に受け止めた。

さらには、そんなふうに答えを急いでしまう背景を、母親自身の親との関係にまで遡って、紐解《ひもと》いていった。母親自身が、自分の気持ちよりも、結果だけで評価されて育った人だったのだ。

そのようにして、母親自身も受容される体験を積み、安全基地となる存在を体感することで、娘に対しても、次第に安全基地としてふるまえるようになっていった。

母親のかかわり方が変わっていくとともに、恭佳さんの状態は落ち着いていった。本人も自らカウンセリングに通うようになり、心の荷物を整理していく中で、大学院での人間関係にも、前ほど過敏でなくなっていった。

卒業、就職という難局が続いたが、それも、安全基地機能が高まったことで、うまく乗り越えられた。いずれの症状も今はまったくなくなり、元気に勤めている。

この母親のように、かかわり方の癖というものは、一朝一夕で治せるものではないが、自覚するとともに、たゆまぬ努力を続けることで、変えていくことができる。その場合に、とても重要なのは、その人自身が安全基地となる存在に受け止められることを体験することである。

自分が主役になってしまう人

安全基地になりにくい典型的なタイプの一つは、本人を押しのけて、自分が主役になってしまうタイプだ。このタイプの人は、とても自己愛が強く、自分が中心にいないと気がすまない。もともとサポート役には向かないのである。

自分の思い通りになれば、「良い子」、思いに反する存在は、「悪い子」と、自分の胸先三寸で決めつけてしまう。本人を本人のペースや特性に合わせてみるということができない。ありのままの本人を肯定するということもできない。自分の思いに叶うか叶わないかが、すべての基準になってしまう。

こうした人が親であったり、パートナーであったり、支援者であったりした場合、それに付き合わされる子どもや配偶者や相談者は、支えられるどころか、気まぐれな暴君に仕える召し使いになったようなもので、表面上はうまくいっている場合でさえも、自分の人生を生きていない。自分の人生を生きようとするならば、我慢するのではなく、ぶつかってあきらめてもらうか、縁を切るしかない。

そうならないためには、支え手となる人が、自分が抱えている未熟な自己愛性を自覚し、それを乗り越えていく努力をする必要がある。まさに自分自身の人生の課題に向き合う作業が必要なのである。

実際、そうした課題に取り組み、それをある程度克服することで、子どもやパートナーとの関係がとても良くなり、そのことによって、子どもやパートナーに現れていた問題が改善するというケースも多い。

初めは子どもの問題で相談に来ていたのが、やがて自分自身の問題に目を向けるようになり、自分と配偶者、自分と親との関係に、焦点が移っていくということも珍しくない。そうした取り組みを通して、家族全体が変わっていく。

自己愛性のようなパーソナリティの問題がかかわる場合、それをその人だけの問題として扱ったところで、底の浅い変化しか期待できない。しかし、その背景まで掘り下げていくと、自己愛性が、個人の問題ではなく、関係性の中で生まれてきた問題だということが見えてきたりする。

家族との愛着関係にまで遡って働きかけることによって、微動だにしないように見えた自己愛性が、害のないレベルにまで緩《ゆる》んでいき、人間関係や社会適応が大幅に改善するということも起きる。

敏腕女社長のママ修業——ケース⑧

大学生の娘が情緒不安定で、リストカットをしたり、倍くらい年上の男性と隠れてホテルに行っているということで、母親が相談にやってきた。母親は中堅規模の会社を経営している。結婚してその娘を産んだが、家庭に収まるのを嫌い、並みの男性以上に働いてきた。

経営者としての才覚があり、自分で立ち上げた会社は、年商十億円を超える規模にまで発展している。娘の父親である元夫とは、会社を立ち上げて間もないころに離婚。それからは誰の指図も受けず、自分のやりたいようにやってきたという。

元夫からは、養育費も受け取らない代わりに、娘との面会もさせなかった。娘の進む学校も学部も、母親の一存で決め、娘が逆らうこともなかった。経営者としても鍛えられ、問題解決能力や決断力は群を抜いて高く、娘に決めさせるより、自分がさっさと決定した方が間違いないという気持ちだったのだろう。

娘との会話は、一方的な指示か命令か、できていないことへの不満か怒りの表明だった。娘は母親のことを尊敬していたし、感謝もしていたので、何も言い返すことはなく、ただ母親の機嫌を損ねないように聞いていた。母親は、いつも最後に、「ママの言う通りにしておけば、間違いないから。あなたが一生困らないだけのものは十分あるわ。この会社を継いでくれるだけでいいの」と、付け加えるのだった。

経済的な憂いもなく、将来の不安もないはずなのだが、娘は自分の体さえも粗末にして、母親には理解できない行動をくり返しているのだ。母親は、今まで苦労してやってきたことまで虚しくなって、いったいどうすればいいのかと助けを求めてきたのだ。

この母親は、自分の力で今まで生きてきたことを誇りに思っていて、誰かに助けを求めるなどということは、それまではほとんどしたことがなかった。それだけに、受診することも最初は抵抗があったが、どうしていいかわからないので、恥を忍んでやってきたと話された。そう語る態度も、どこか傲慢《ごうまん》で、相手を値踏《ねぶ》みするようなところがあった。

この女性の娘として生きることは、想像するだけで大変なことに思えた。その後、娘さんも通ってくるようになったが、母親に甘えた記憶はなく、母親は、お金か物でしか愛情を示せないのだった。

娘さんに起きている問題は、不安定な愛着から生じているところが大きく、幻の父親を求めているというところもあるが、母親との愛着が希薄で、甘えられないため、余計に甘えられる存在を求めている面もあることを伝えた。その悪循環を変えていくには、お母さん自身が娘の安全基地となる必要があることを話したのである。

しかし、母親には、娘の気持ちを汲むとか、優しく接するということの意味が、あまりピンと来ない様子だった。「気持ちを汲んでもらって、何になるんですか」とか「優しくしてもらっても、それはうわべのことでしょう。そんなもので、何か変わるんですか」と、首をかしげている。

母親は、人の気持ちとか、愛情といったものに、まったく価値を置かないだけでなく、そういうものを信じていないようだった。ドライで打算的な世界に浸《つ》かりすぎてきたせいなのか、もともと共感や優しさといった感情が乏しいのか。

回避型で自己愛性の母親、その生い立ち

その後、母親自身の生い立ちについても語られていったのだが、彼女の母親は、お嬢さん育ちの、子どもに関心のない女性で、世話も女中に任せっきりだったという。どうやら母親は、回避型と呼ばれる、情緒的なものを切り捨てることで愛情の乏しい環境に適応した人のようだった。母親は自分がされたように、娘の養育も他人任せにして、ビジネスの方にのめり込んでいったのだ。

最初のうちは、自分の弱みをさらけ出すようで、相談に来るのは気が進まず、また、本

当に、話を聞いてもらうだけで何か効果があるのかと疑う気持ちの方が強かったようだ。こうした傾向は、回避型の人、ことにプライドが高い自己愛性のタイプの人にはよく見られる。

ところが、母親が対応を変えていくにつれて、たしかに娘の状態が良い方向に変化していくので、自分が何か大事なことを見落としていたのかもしれないと思うようになり、自分から熱心に通ってくるようになった。

娘を支配することをやめ、主体性を尊重したかかわりをするようになって、関係は少しずつ変わってきた。最初はぎこちなく、ちょっと気を緩めると、長々と持論をまくしたて、娘を苦笑させてしまうこともあったが、娘の話を聞くことも増え、普通の会話が成り立つようになった。

娘は、母親が自分の話を聞いてくれたことに感動し、そのことを報告した。母親も、娘と食事をしながらおしゃべりした話をし、「考えたら私、一人でしゃべることはあっても、会話をしていなかったんですね」と言い、娘との気軽なやり取りができるようになった。

娘は、母親に相談したり、甘えたりするようになった。娘の結婚相手が決まったときも、母親は、後継ぎ問題のことは無理強いせず、自分で決めてくれたらいいというスタンスをとった。以前はとても考えられないことであった。

娘の状態が落ち着いてからは、むしろ母親自身の人生について振り返ることが、テーマの中心となっている。

よかれと思って子どもを誘導すると、かえって遠回りになる

安全基地になることを妨げる、もう少し複雑な要因として、その人が抱えているコンプレックスや執着が絡むことで、共感的な応答を妨げてしまう場合がある。

学歴コンプレックスは、よく出会うものだが、それ以外にも、過去に挫折したスポーツや芸術への思い、あるいは自分の職業への思いなどが、子どもに投影され、つい入れ込みすぎて、子ども自身の気持ちを追い越してしまったりする。

すると家庭は安全基地ではなく、一年中合宿所で暮らしているも同然となり、子どもの選択を狭めてしまう。そのときはたしかに力をつけるかもしれないが、無理やりやらされている場合には、どこかの時点で本人が嫌だと言い出してしまい、結局、挫折体験になってしまう。

それだけでなく、本来その子が自分からやりたいと思うことに使えたかもしれない時間とエネルギーを、無駄にしてしまう。

子どもがあたかも望んでいるように誘導することは簡単である。しかしそれでは、自分の人生を自分で選択し、道を切り開いていくという、その子の本来の課題を邪魔してしまうことになる。

結局、行き詰まって、もう一度やり直さなければならなくなったり、やり直すことをあきらめてしまった場合には、長期にわたり無気力や投げやりな生活が続いてしまうことになる。

もう一つ注意すべきは、自分自身の親に対するわだかまりや、かつてのパートナーに対する傷ついた思いが、その人が安全基地となることを妨げてしまう場合である。

子どもの安全基地となるはずの親が、自分の両親（子どもから見ると祖父母）の悪口を言ったり、別れた元配偶者への憎しみを吐き出したりすると、その子も祖父母に対して、あるいは、一緒に暮らしていない親に対して、否定的な感情を掻き立てられることになる。その子を守ってくれるのに役立ったかもしれない祖父母との愛着や、別れた親との愛着が傷つけられる結果、その存在は、その子の助けどころか、重荷になってしまう。

さらに、自分が心の中で大切に思っている存在を否定する親に対しても、不信感をもつようになり、結局、その親自身も安全基地として機能しなくなる。

愛着の傷は、こうした負の連鎖を生じやすい。気をつけるべき点だといえる。

「べき思考」が強いと、安全基地になれない

もう一つ、よく出会う、「安全基地となることを妨げる要因」として、「〜するべきだ」といった「べき思考」が強いことが挙げられる。

何度も言うように、安全基地となり、愛着が安定するための鍵の一つは、応答性である。本人が笑えば、それに笑い返す。本人が泣いて助けを求めれば、抱き上げる。応答とは、本人が求めていることに応えることである。うまく応えるためには、何を求めているのかを汲み取って、求めているものを与える必要がある。

おむつが濡れて泣いているのに、ミルクを飲ませようとしても、余計に嫌がるだけである。本人の気持ちや求めているものを汲み取ることが、上手な応答には大事なのである。

ところが、「〜するべきだ」という思考は、この応答性を無視してしまう。本人が何を求めているのか、それを与えると本人がうれしそうにするのか、嫌がるのかといった反応さえも無視して、こちらが与えたいことを一方的に与えようとすることになる。

何時になったら、ミルクをどれだけ飲ませねばならないということから始まって、いくつになったら、こういう習い事をさせるのが良いとか、良い大学に行くには、こういう勉強を

しないといけないといった考えに、あまりにもがんじがらめになると、本人が何を求めているか、どう反応しているかを汲み取ることよりも、やらないといけないと思い込んでいることをやらせることばかりにシャカリキとなってしまう。

それは、本人の気持ちや求めているものに応えるという原則とはまったく正反対のことであり、結局、無理強いになってしまう。

無理やり食べさせられたのでは、どんなご馳走《ちそう》も吐きそうになるだろう。勉強も、怒鳴られて無理やりやらされたのでは、楽しく思えるはずもない。安全基地とは正反対なかかわりは、結局、その子のためにといくら労力と時間を費やしたところで、害にしかならない。

教えるのが上手な人は、無理に教えようとはしない。本人の興味を引くことをやってみせたり、驚きや感動を伝えようとする。へぇー面白いな。もっと知りたいな、と思わせる。どうして？　どうすればいいの？　と自分から関心を示してくるのを待ってから、ようやく教える。

そんなふうに教えられた子どもは、自分から興味や関心をもち、そのことを追求しようとする。勉強など無理にやらせなくても、自分でやるようになる。安全基地としてかかわることが、結局、子どもの能力を最大限に引き出すことにつながる。

安全基地が安全基地を呼ぶ

子どもに問題が起きているという場合、母親自身が問題を抱えていたり、行き詰まっていたりすることが多い。母親が安全基地として機能しないために、子どもをうまくバックアップできず、子どもが躓きやすくなっている。

子どもを元気にするためには、母親が元気を回復し、子どもをうまく支えていけるようになる必要がある。

起きがちなことは、母親を呼びつけて、母親のしつけや育て方に問題があると母親を非難することだ。そういう対応をした場合、生真面目な母親はすっかり意気消沈し、自信をなくしてしまうだろう。

その結果、寝込んでしまったり、子どもに気持ちを込めてかかわれなくなってしまったりする。上の空になったり、気のない反応を返してしまったりする。応答性はさらに低下し、ますます安全基地とはいえなくなってしまう。

ところが、もし母親を責めるのではなく、その大変さをねぎらい、母親を支え、元気にすることができたら、状況が変わってくる。母親は余裕を取り戻し、以前ほど子どもに当たらなくなり、子どもの状態も落ち着いていく。

安全基地となってほしければ、相手の非を責めるよりも、こちらが安全基地となって、その人の安定を図った方が、よほど効果的なのである。

問題が悪循環を起こしているときには、たいてい、それとは逆のことが起きている。親との不安定な関係を抱えていたり、夫の非協力的な態度に悩んでいたりなど、安全基地をもたない母親は、子育てと仕事の両方で切羽詰まっている。そのしわ寄せは、母親自身も子どもにとって安全基地となれないこととなって現れる。安全基地をもたないことが、相手にとっても安全基地となれない事態を招き、状況をこじらせていく。

愛着とは相互的な現象である。愛着を活性化し、安定感を高めようとするならば、相手の冷たさをなじるよりも、相手に優しくすることに努めた方がいい。そうすれば、相手も、心に優しさを取り戻すことができる。

第６章　愛着タイプに応じた対処

愛着タイプが違う人は、言語の異なる「外国人」のようなもの

これまでの多くの医学や心理学は、人間一般というものの共通性を土台において、人間一般について論じることが普通であった。たとえば、「熱が出たら、こんなことに気をつけて、こういう対処をしましょう」ということは、個体差を超えて、誰にでも適用できる知識であり、方法であった。

心理療法やカウンセリングの領域でも、人間は共通の「心」という機能をもち、感情や考えを共有できるという前提で、話が進められる。男性の患者を男性のカウンセラーが担当することもあるが、女性のカウンセラーが担当することも多い。それは、性の違いを超えて、「心」が感じたり考えたりすることは、共有することができると考えられているからだ。

そうした前提に、挑戦的な課題をもたらした精神疾患として、統合失調症がある。幻覚や妄想にとらわれ、日常的な常識が崩壊してしまうこの病気にかかった人と接するとき、考えや感じ方を共有することは容易ではない。このような、体験の共有の困難さを、「了解不能」と呼ぶこともある。

この了解不能な壁に、多くの名だたる精神医学者たちが挑んできた。まるで暗号を解くように、その意味を解明しようとしてきたのである。

さらに、こうした常識の断絶は、統合失調症でなくても存在するということが知られるようになった。そのひとつは、パーソナリティ障害である。

パーソナリティ障害を抱えた人は、常識的に期待される反応とは、まったく異なる反応をすることが少なくない。以前であれば、それはただ「変わり者」とみなされがちであったが、研究が進むにつれて、その理由がわかってきた。パーソナリティ障害の人は、通常とは異なる適応戦略を用いて暮らしているため、同じ物事に対しても、通常とは異なる受け止め方をし、対処の仕方も違ってくるのだ。

愛着スタイルは、パーソナリティのさらに土台ともいえる部分を動かしている。つまり異なる愛着スタイルの人は、異なる言語と文化をもつ異国人のようなものである。この点を理解しておかないと、言語や文化の壁を無視して、コミュニケーションをしようとするような無茶なことになってしまう。すれ違いや誤解が起きてしまうことは必定《ひつじょう》だ。実際に、いたるところでそうしたことが起きている。

それぞれの愛着スタイルに備わった認知や思考の様式、感情や行動の表出方法の特性を知らないと、相手の真意をとらえ損なってしまう。

前章で見てきたように、安全基地になるためには、高い感受性によって相手の気持ちや意図を汲み取り、それに適切に応答することが必要になる。しかし相手は、違った感じ方や考え方、感情や行動の表し方を備えているという現実をよく理解していないと、外国人に対して、その文化や言語についてよく知らずに受け答えするようなことになってしまう。

わかった気になっても、お互いに誤解しているだけかもしれないし、悪気なく相手を怒らせてしまうような危険も十分にある。

愛着スタイルの異なる人、ことに不安定な愛着スタイルをもつ人に接するということは、それくらい大変なことなのである。

愛着障害や不安定な愛着を抱えた人と、表面的な付き合いだけで済ませるのなら別だが、少し踏み込んだ関係になろうとするときには、それぞれの愛着スタイル特有の認知や感情、行動がどのようになされるのか、特性を知っておくことが不可欠なのである。

この章では、不安型、回避型、未解決型の順に、アプローチの仕方を見ていこう。

(1) 不安型（とらわれ型）愛着へのアプローチ

否定や批判に過剰反応する

不安型（とらわれ型）愛着の人は、自分が受け入れられているかどうか、相手に認めてもらえているかどうかに過敏である。少しでも相手の反応がおかしかったり、いつもと違っていたりすると、それだけでやきもきと気をもんでしまう。相手の顔色に敏感で、必死に相手に認めてもらおうと頑張るのだが、少しでも相手の評価が下がったような気配を感じると、落ち込んでしまうか、あまりにも追い詰められたと感じると、逆に怒りモードになって、攻撃的な反応をすることもある。

自分を過度に責めるにしろ、逆ギレして相手を責めるにしろ、否定的なことに過剰反応するのが大きな特徴だといえる。このことが、自分を苦しめるだけでなく、周囲にとっても苦痛の種となりやすい。

不安型の人は、人に認められたいと必死なので、過剰なまでに「良い子」を演じようとする。しかし、それも早晩、限界を迎える。そして、いったん攻撃的な面を出し始めると、まるで堤防に亀裂が入ってしまったかのように、ストレスがたまるたびに堤防が決壊し、爆発をくり返すようになることも珍しくない。

遠慮のない親密な関係になればなるほど、不安型の人は、最初の「良い子」の印象とは正反対の「悪い子」の部分を目立たせるようになる。パートナーや恋人に対して、あるいは子どもに対して、感情的に怒りを爆発させるようになる。本人からすると、相手が「悪い子」で、自分を怒らせるのだという理屈になるのだが、実際には、その人も「悪い子」になっているのである。

過度に「良い子」か、過度に「悪い子」かでしか反応できないのは、不安型の人が「求めすぎる」という体質をもっているためでもある。自分にも、相手にも、求めすぎてしまうため、完璧に応えることができれば「良い子」でいられるが、それが破れると、「悪い子」に様変わりする。

じつはその人の親もまた、わが子を、「良い子」でいるときは受け入れ、愛してくれたが、悪い子になると、とたんに拒否し、突き放していたのである。それゆえ、自分を怒らせる

「悪い子」を見ると、同じように拒否し、痛めつけないではいられなくなる。

　こうして「悪い子」は、今や「怖い親」になって、「悪い子」を怒鳴っている。かつて「怖い親」に怒鳴られたように。相手が、「良い子（人）」であれば、自分も「優しい親（パートナー）」でいられるのにと思いながら。

　しかし、本当の原因は、相手にあるのではなく、不安型愛着の人が幼いころに身につけてしまった、両極端な過剰反応にあるのである。

　周囲からすると、誰かのことをとてももち上げているかと思うと、いつのまにか、とてもひどい悪人のように貶しているということを、しばしば経験することになる。この間まで、ほめていたのに、あれはどうなったのだと首をかしげてしまう。

　ほめたり貶している相手が第三者のうちはいいが、そのうち、こちらに矛先が向かうと、同じような目にあうことになる。もち上げられて気分を良くしていたら、何かの拍子に、とてもひどい悪人だというように叩き落される。その落差が激しい。

　その両極端な言い分に、周囲は振り回されるだけでなく、次第に信頼関係がもてなくなっていく。その人が何か肯定的なことを口にしたとしても、いつ、また全否定に変わるかしれたものではないと思ってしまうので、百パーセント信じられなくなってしまうのだ。

すると、「信じてもらえていない」ということを敏感に感じ取り、そんなふうに思われているのならと、攻撃や無視で懲《こ》らしめようとする。結果的に、良い関係の期間はどんどん短くなり、対立やケンカばかりが起きるようになってしまう。

夫婦や恋人の関係であれば、やがて関係を解消して終わりにすることもできるが、親子関係となるとそういうわけにもいかない。

ではどうすれば、このタイプの人とうまく付き合い、安定した関係を維持していけるのか。

共感がとりわけ大事

不安型の人は、自分を受け入れてもらいたい、認められたいという欲求が非常に強い。その点に彼らの最大の関心事があるといってもいいほどだ。少しでも、自分のことを否定されたとか、拒否されたと感じると、気分を害し、相手に対して批判的になる。自分のことを受け入れてもらえないことに、悲憤慷慨《ひふんこうがい》するだけでなく、自分を受け入れない相手は、お断りだという反応を引き起こしてしまうのだ。

そうなってしまうと、いくらその人の力になろうとしても、もう心を開いてもらえない。

不安型の人は、自分が否定されたということを長く引きずりやすく、そうした言動をした相手を許せない。

したがって、そうした関係になってしまうと、その先がなかなか難しい。関係を解消して、距離をとるしかないということも、現実には少なくない。

そうした最悪の状況に陥らずに、不安型の人と向き合い、安全基地となるためには、何よりもまず、共感を大事にする必要がある。相手の思いをよく受け止め、大変さや苦労をねぎらうことが大切だ。その部分を怠ると、どんなに大事なことを伝え、有効な支援をおこなったとしても、「自分のことをわかってもらえなかった」という印象しか残らないことになる。せっかくの助言や支援も、受け入れないということにもなりかねない。自分のことをわかってくれない人を、信用する気にはならないのだ。

不安型の人では、不満や愚痴、取り越し苦労がどうしても多くなりがちだが、しっかり耳を傾け、おざなりな扱い方をしないことである。不安型の人は、共感されることで、何よりも救われるのだ。実際的な助言や支援は、その上での話である。

ところが、この原則を、実際主義に慣れた人は理解できない。相手が共感を求めているのに、「そんなことは気にしなくていい」とか、「こうすれば大丈夫だ」といった具合に、対処法ばかりを助言しようとする。あるいは、「過剰反応しすぎだよ」「取り越し苦労ばかりして」と相手の心配や不安を否定的にあしらってしまう。

そうした対応の結果、その人の心に残るのは、「まともに相手にしてもらえなかった」とか、「自分の感じ方はダメだと否定された」という思いである。もやもやした不安や苦しさは何ら解消されないままなのだが、相談してもまともに聞いてもらえない上に、こちらの感じ方まで否定されるので、もう何も言えないと思ってしまう。

それがやがて、相手に対する不満やいら立ちとなり、攻撃的な態度となって爆発する。そうなるもっと前の段階で、心を込めて聞くようにすれば、信頼感は増し、後の爆発を防ぐことにもなるのだが。

まめな人が愛される理由——高い応答性による寄り添い

女性にもてる男性には、まめな男性が多いということがいわれたりする。このことが普遍性をもった真実かどうかはわからないが、こと、不安型の人を相手にする場合には、まめな人が圧倒的に好まれるだろう。

逆にいえば、まめでない、手間を厭《いと》う人は、最初はとても愛されていても、だんだんその愛を失うことになるだろう。不安型の人は、いつも自分のことをかまってくれたり、世話をしてくれたり、かかわりをもってくれる人を、切実に必要としているのだ。

したがって、不安型の人にとって、遠距離恋愛は試練のときだといえる。たまにしか会えない人よりも、身近でいつも頼れる人の方に、心を移してしまうことも多い。不安型の人にとって、すぐに頼れない存在は、いないのも同然なのである。

不安型の人の場合、メールの返事が遅れるだけで、機嫌が悪くなったり、不安定になったりすることも起きやすい。自分が求めているのに、返信がこないということを、「無視された」と受け取ってしまうのだ。安全基地として大事な条件の一つは、応答性であった。求めたら、応える。これが安定した愛着を築いていく上での根本原則なのである。メールを送ったのになかなか返事が来ないということは、その応答性に欠陥があるということであり、安全基地としては失格だということになる。

まめである、ということが、どうしてそれほど相手を喜ばせ、愛情につながるかといえば、まさに、それは高い応答性をもつということだからである。高い応答性をもった存在に寄り添われるということは、ことに自分を認めてもらうことに過剰なまでの関心をもっている不安型の人にとって、こよなく心地よいことなのである。

不安型の人の安全基地となって、支えていこうとする場合、このことをしっかり頭に刻み、まめな反応をつねに心がける必要がある。「明日でもいいか」などと、反応を少し遅らせたばっかりに、大変な思いをするということにもなる。

また、「待たせる」ということも、このタイプの人の精神状態を悪化させる要因となる。手間を怠らず、しかも、素早く反応するように心がけるだけで、このタイプの人との関係は、大いにスムーズなものになるだろう。

さらに、もしうまく応答できなかったときには、本人にとってとても大きな試練だったということを理解して、ちゃんと謝罪する必要があるだろう。「大したことではない」という態度は、結局、ツケを膨《ふく》らませるだけである。

本音を言えず、わかりにくい反応をする

不安型（とらわれ型）の人が、しばしば相手を戸惑わせるのは、「本当は求めているのに拒否をしたり、そっぽを向いたり」といった、素直でない反応を見せることである。こうした反応を見せるのは、身近な、愛憎の絡んだ存在に対してである。つまり、親密な関係になるほど、そうした面を出しやすいといえる。それは、甘え方の一つの様式だからである。

もともと不安型の人は、相手がどう受け止めるかを気にしすぎて、本音がなかなか言えない。言わなくてもわかってほしいという気持ちは強いので、その部分を汲み取ってもらえないと、イライラしてしまう。不機嫌になったり、悲しそうにしたり、口をきかなくなったり、攻撃してきたりという、わかりにくい反応として出てくるのだ。本人からすると、「どうしてわかってくれないの」と思っているのだが、相手からすると、なぜそんな態度をとるのかがわからない。「またいつもの不機嫌が始まった」くらいにしか思えない。

しかし、それでは安全基地にはなれない。

「不機嫌」や「拒否」「攻撃」は、不安型の人の〝文法〟では、「もっと自分の気持ちに目を向けて」「もっと気持ちをわかって」という〝抗議〟なのである。したがって、そうした反応を目にして、こちらも嫌な顔をしたり、面倒くさそうな態度をとったりすれば、なおさらすれ違いが広がってしまう。

そういうときには、「どうしたの?」と尋ねるのも一法である。「別に」といった拒否的な反応しか返ってこないかもしれないが、そこはひるまずに、「何か嫌なことがあったの?」とか「つらかった?」などと問いかけていく。「良かったら話して」「話してくれると、うれしいな」などと、控えめに促すのも良い。本当は言いたいのだが、自分の方から歩み寄るのが癪《しゃく》なので、言い出すのをためらっている。こちらから歩み寄る姿勢を見せることがポイントである。

爆発して怒りをぶちまけてきたり、責めてきたりする場合も、「それほど本人は我慢していたり、言いたくても言えなかったりしたことを抱えているのだ」と受け止めて、反論や反撃はせずに、本人の言い分をしっかりと受け止める姿勢を見せることが大事である。こちらを防衛したり、弁解したりする言葉ではなく、本人の気持ちを汲み取る言葉をかけることが、本人の気持ちを落ち着かせ、今後の関係改善にもつながる。

「言いたくても言えなくて、ずっと我慢していたんだね」とか「そういう気持ちでいたんだね。気づいてあげられなくて、ごめんね」といった言葉かけである。

いずれにしろ、とにかく本人の気持ちを優先して考える姿勢が大事である。こちらの都合や事情を言って弁解しようとすると、余計に怒りを煽《あお》り立てることになる。

ただ、本人の気持ちを受け止めた上で、「うまく伝わらなかったかもしれないけど、自分もずっと心配していたんだよ」とか「あなたの期待にはうまく応えられなかったかもしれないけど、あなたのことを大切に思っているんだよ」と、本人への気持ちを伝えることは、相手に大切に思われたいという不安型の人の欲求に応えることになるだろう。

依存的な特性をどう扱うか

不安型の人は、何か不快なことや、思いに反することが起きたとき、過剰反応してしまう。原因と見なした人を非難したり、罵ったりするかもしれない。

それに対して、「そんなに大騒ぎしなくても大丈夫だよ」などと言って、当人の怒りや非難をまともに相手にしないでいると、自分の思いをはぐらかされたとか、親身に受け止めてくれなかったと感じて、いっそう立腹し、落ち着かせようとしている人にまで食ってかかるかもしれない。あるいは、その場では矛《ほこ》を収めたとしても、恨みを引きずり、後でしっぺ返しを食らうかもしれない。

また、不安型の人は、自分で決めるのが苦手である。重大な決定だけでなく、些細な判断も、自分一人でするのは自信がない。誰かにすぐ相談したくなる。不安型の人が、カウンセリングになじみやすいのは、そのためである。

しかし、傾聴と共感を中心とするカウンセリングでは、通常は答えを言わず、本人に答えを見つけてもらう方法をとるため、不安型の人は物足りなく感じる。自分で決めることが苦手な不安型の人は、代わりに決めてほしいのだ。自分で見つけ出すのではなく、どうしたらいいのか、答えを教えてほしいと思うのだ。

だが、ここで答えを教えてしまいたくなっても、教えない方がいい。それではやはり、自分のものにならない。自分で考えるということが大事なのである。「あなたはどう思う?」「どうしたいの?」と、あくまで本人の主体性を尊重する態度をとる。その上で、本人が自信がなさそうにであれ、自分の気持ちや考えを言ったときには、そのことを肯定的に評価し、支持する。

(2) 回避型（愛着軽視型）愛着へのアプローチ

回避型の人にカウンセリングは向かないのか?

回避型の愛着の人は、カウンセリングに乗りにくいとされる。実際、カウンセリングにやってくるのは、圧倒的に不安型の人が多い。

しかし、最近は、回避型の人も大勢訪れる。とくに筆者のクリニックや、提携しているカウンセリングセンターには、不安型の人と同じくらい大勢の方が来られる。

たしかに、カウンセリングの進行は、不安型の人に比べるとゆっくりである。対人緊張も強い傾向があるし、自己開示が苦手で、警戒心も強いので、話が深まっていくのに時間がかかる。ぽつりぽつりとしか話さない人も多い。

しかし、だからといって、回避型の人の改善にカウンセリングが役立たないということはまったくない。大きく変わっていくケースも多数ある。根気よく取り組み、小さな変化を積み重ねていくうちに、いつの間にか大きな変化になっていく。

回避型の人は、あまりブレないところがあるので、いったん変わり始めると、変化が安定して持続することが多い。つまり、変化を起こすのには少し時間がかかるが、いったん変化が起きると、逆戻りしにくいのである。

「回避型」と「恐れ・回避型」

親密なかかわりを避けようとする回避型だが、その中に、似て非なる別のサブタイプがある。それが「恐れ・回避型」である。

通常の回避型が、ネグレクトされた環境に適応した結果、情緒的なつながりを必要としなくなり、求めるどころか鬱陶しがるようになっているのに対して、「恐れ・回避型」は、情緒的なつながりを本当は求めているのだが、拒否されたり傷つけられたりすることを恐れるため、親しくなりたくても接近できないというジレンマを抱えている。近づきたいが近づけないのである。

本来の回避型の場合には、仮に親しくなっても、うわべの関係でしかなく、本当の親密さや信頼というものは生まれにくい。安定型や不安型の人は、相手が回避型であると、長く付き合えば付き合うほど、心の距離が縮まらず気持ちが共有できないことにいら立ちを感じるようになる。表面的には親密にふるまっているときでさえも、心からの結びつきが感じられず、相手は利用されているような感覚や、虚しさを覚えてしまう。

逆に、回避型の人にとっては、情緒的なつながりを求めようとする安定型や不安型の要求がよくわからず、煩わしく思える。利害や力で結びつく関係こそが、信用できる唯一のものなのである。

一方、「恐れ・回避型」の場合には、親しくなるまでには高いハードルがあり、なかなか距離が縮まらないが、相手が懐《ふところ》に飛び込んで来たり、相手の疑いのない誠意を前にすると、次第に心を開き、親密な関係を築くこともできる。ただ、その場合も、不安型と回避型が混じった特性を示すので、その関係はあまり安定したものとはいえない。

どちらの場合にも、安全基地を提供することはそう容易なことではない。回避型は、安全基地など必要としないかのようにふるまい、「恐れ・回避型」は、安全基地が本当に安全であるかなかなか信用できず、心を開くまでに時間がかかる。ただ、「恐れ・回避型」の方が、心の底では安全基地を求めているということもあり、回避型よりは関係を築きやすい。

回避型は、安全基地として安定した愛着を育むことが、最も難しいタイプだといえる。ただ、児童や青年のケースでは、それほど難しくない。彼らはまだ、親に依存して生きている面があり、心の可塑性もある程度保たれているからである。

しかし成人の回避型でも、長い時間をかけて安全基地となる人との関係が築かれると、愛着が育まれ、対人関係や行動の仕方に変化が生まれる。現代人の思春期はどんどん長くなり、五十歳くらいまではまだ若者の心性をもつ人も多く、十分チャンスがあるように思える。

「回避型」と「恐れ・回避型」については、拙著『回避性愛着障害　絆が稀薄な人たち』（光文社新書）と『生きるのが面倒くさい人　回避性パーソナリティ障害』（朝日新書）にそれぞれ詳しい。

向き合わないことで自分を守っている

回避型の人の認知の特徴は、問題に向き合わないことで、自分を守っているということである。結果的には、守ることにはならないのだが、現実の課題を視界から外すことで、とりあえずの間、心が乱れて不安になることを回避しようとする。

したがって、周囲の人から見ると、回避型の人の行動は不可解である。大きな問題にぶつかっているはずなのに、それには何の対処もせずに、まるで何も問題がないかのように、平然と他のどうでもいいことをしていたりする。

たとえば、体調が悪くて、食欲もない。安定型の人なら、医者に診てもらって、悪い病気なら早めに発見して治そうとする。

ところが、回避型の人は、そのことを思考から締め出してしまう。結局、どうしようもないくらいに悪化して、病院に連れていかれるまで、自分からは動こうとしない。もし悪い病気だったら、という現実と向き合いたくないのだ。

問題が、子どものことであれ、夫婦間のことであれ、仕事上のことであれ、基本的に同じスタンスである。できるだけ面倒なことには向き合わず、切羽詰まるまで、問題を解決しようとしない。

その結果、傷口がどんどん広がってしまう。わずかな手間を惜しまずに、早めに対処していれば、ことなきを得たことを、漫然と放置した結果、一大事にしてしまう。

本当に感じないのか、感じることを避けているのか

回避型の人は、感情的なことに煩わされるのをことに嫌がる。求めてもかまってもらえず放っておかれたり、泣いても誰も助けてくれなかったりすることをくり返す中で、欲求や感情は表に出すだけ無駄であるし、余計に傷ついてしまうということを学んでいる。愛着し、その人に思い焦《こ》がれても、傷つき、ダメージを受けるだけである。それならば、最初から何も求めず、何も感じず、誰も愛さないのがいちばん傷つかないですむ。回避型の人は、本心や気持ちを抑えることがあたりまえになっており、長い間抑え続けてきたために、感情や気持ちといったものが自分でもわからなくなっているのだ。

そんな回避型の人に、「どんな気持ち?」「どう思うの?」「どうしたいの?」などと、いきなり根掘り葉掘り聞いたところで、「わからない」という答えが返ってくるのが関の山だ。別にそれは、ごまかしているというよりも、自分でも本当にわからないのである。

だからそうした反応を、「防衛的である」などという言い方で分析してみても、当人からしてみたら、何も隠していないのに、身体検査をされているような気分なのである。

見下すこと、距離をとることで心に鎧をつけている

回避型の人は、親密な関係になって相手に心から愛着してしまうことを恐れている。なぜなら、そうなってしまうと、自分は相手の支配下におかれてしまうからだ。

相手を失うことを恐れ、また、本当に失うと傷つくことになる。それは、絶対に避けなければならない最悪の事態だ。そうならないためには、本気で相手のことを信頼したり、大切に思ったりしないことである。

相手のアラを見つけて、冷ややかな目を向けたり、見下すような態度をとる。自信たっぷりで、誰の助けも必要としないというようにふるまうこともある。あなたなんかいなくても痛くも痒《かゆ》くもないと、相手にも自分にも見せつけるように、傲慢な態度や無関心な態度、寄せ付けない態度をとるのである。

安全基地となろうとする者にとっては、そんな態度をとられると、そもそも自分など必要とされていないということを見せつけられるようで、いったいどうやって心の距離を縮めていいのか、途方に暮れそうになる。

しかし、相手に心理的に支配されること、依存することを恐れているということは、逆にいえば心のどこかに、そうされたい、そうしたいという願望がひそんでいるということでも

ある。もし、まったく他人を求める気持ちがないのであれば、距離をとったり見下したりすることで、相手の気を許した接近を避ける必要もないはずだからだ。

わざわざそうした鎧で身を固めるということは、相手が懐に入ることを恐れているということであり、求めているということの裏返しなのである。ことにそれは「恐れ・回避型」のケースに言えることである。

接近すると窮屈さを感じさせる

回避型の人の甘え方は、物のように相手を使い、所有し、支配するという仕方が特徴である。命令して思い通りに従わせることや、自分の好みの通りに相手を作り上げたりすることが、このタイプの人の甘え方なのである。

回避型の人と親密になればなるほど、ある種の窮屈《きゅうくつ》さを感じるようになるのは、そのためである。彼らは自分の流儀や関心でしか物事を楽しめない。一緒に楽しもうとすると、相手をそこに押し込めることになる。

本人を支えようとして接近を図る場合にも、同じような窮屈さを覚えることになる。しかし、彼らの流儀や関心を共有できない限り、彼らに近づくことはできない。

この点は覚悟して、彼らの流儀に従い、関心を共有することである。それは彼らのゲームに参加するということであり、そうすることで、話し相手として受け入れてもらえる。優れたカウンセラーは、喜々としてその役割を果たし、進んで彼らの世界を共有しようとする。

回避型の人は、とても狭い世界で生きていることが多い。関心も狭い。お金儲けや仕事だけが関心事という人もいれば、趣味の世界やファンタジーの世界にしか関心がないという人もいる。しかしそこを理解できなければ、共通言語をもつことができない。彼らに入門するつもりで、教えを乞《こ》うことも一つの方法である。

回避型の対人関係の特徴の一つは、相手を「利用可能性」で見るということだ。自分にとって利用が可能なときには、相手に関心をもつが、利用することが何もないときには関心を失ってしまう。

恋人やパートナーとの関係もそうしたものになりがちだ。セックスをしたくなったときや食欲を満たしたくなったとき、用事をしてもらう必要が出てきたときには、その存在のことを思い出し、求めようとするが、用事がなくなると忘れてしまう。

こうしたかかわり方は、自分を支え、助けようとしている人に対しても見られる。自分にどんな有益なことをしてくれるのか、という視点で相手を品定めする。

必要性が切迫しているときには、相手に取りすがり、相手を目的のために使おうとするが、利益がなさそうな場合には、いら立ちや怒りを示したり、あっさり切り捨てる。

これが相手を物のように利用しようとするということだ。思い通りに使えると満足するが、それが許されないと、怒りを感じ、相手を「役立たずだ」と感じてしまう。相手がどういう都合や気持ちで、自分の要求に応じることができないかは、ほとんど考慮されない。

しかし、このタイプの人にとっての安全基地であろうとする場合、このルールを尊重するしかない。ルールの部分でぶつかると、妥協は難しく、どちらかが退場するしかなくなってしまう。

彼らの〝面接〟に合格する

回避型の人は、情緒的な表現や、細やかな心遣いといったことが苦手である。自分もしないし、相手からされるのもあまり好まない。社交辞令を長々と並べたりするのも、何の意味があるのかと、むしろ疑問に思ってしまう。その分、直接的な表現で、伝えたいことを明確に伝えた方が、心に響く。情緒的な、あいまいな表現より、単純明快なわかりやすさが大事なのである。

その最たるものが、挨拶や礼儀だ。彼らにとっては、形式的に思えるような挨拶や礼儀が、かなり重要なのである。そこを曖昧にしたり、怠ったりすると、関係がうまくいかなくなる原因になる。

はっきりした声と言葉で、相手への好意をわかりやすく示す。態度や物腰にも、相手への敬意と誠実さを示し、威厳をもちながら、相手のことを重要視する姿勢を見せる。あまりへりくだりすぎた態度や、卑屈な態度はダメである。回避型の人は、こちらを値踏みしている。何か役に立ちそうかどうか、自分より能力がありそうかどうか、見定めようとしている。自分を卑下《ひげ》した態度をとってしまうと、無能の烙印《らくいん》を押されて、「面接」を落とされてしまうのだ。

その人の問題を改善しようとしてやってきている場合には、なおさらである。遠慮せずに、その人の課題を指摘することも大事だろう。後の項目で述べるが、回避型の人の場合は、優しい共感にはあまり関心がなく、問題点を解決することの方に関心を向ける。「ありのままでいい」というような答えでは、とうてい納得しないのである。

共感だけでは物足りない

回避型の人にとっては、自分の気持ちの表現が苦手なだけでなく、相手から気持ちを表現されることも煩わしく感じられる。たとえそれが、自分に対する共感や同情だったとしても、そんなものを見せられたところで、何の役にも立たないという思考が、どこかで働いてしまうのだ。

もちろん、このタイプの人でも、親身になって話を聞いてもらい、共感されることを、心地よく感じる場合もある。しかし同時に、「相手がそんなふうに話を聞いてくれるのは仕事だからだ」とか、「うわべだけの同情に過ぎない」とか、「家に帰るころには自分のことなど忘れているに違いない」などと考えてしまい、心を開こうとは思わない。自分に向けられた共感は見せかけの同情に過ぎず、そんなものをもらっても仕方がないと考える。そんなものより、もっと実際に役に立つものをくれよ、と思ってしまうのだ。

共感をベースにしたカウンセリングが、回避型の人の心に届きにくいのは、共感に価値を認めない回避型の人の認知の特性によるところが大きい。

彼らは共感されることで心地よさを味わうという経験をあまりしておらず、むしろそうした回路を切り捨てることでわが身を守ってきたので、突然共感されても、かえって居心地が悪いのである。ただ、話を聞いてもらい、「大変でしたね」と言われても、回避型の人には、「それだけ?」となってしまう。

回避型の人は、共感よりも、もっと具体的な問題解決を求めようとする。それがないのなら、話しても仕方がないので、余計なお世話ということになる。

関心を共有し、同好の士となる

では、回避型の人の心に通じるアプローチとなるためには、どうすればよいのか。

じつは回避型の人は、共感されてもあまり響かないが、自分の関心があることについて語ることは好きである。つまり、共感されることは煩わしいが、話題や関心を共有することなら、抵抗なく受け入れられやすいので、しばしば有効なアプローチとなる。

回避型の人の心を開こうとするならば、相手が関心をもっていることについて、こちらも関心をもち、それについて「同好の士」として語り合う関係になることがお勧めである。相手の方が、そのことについては先達《せんだつ》なのであるから、教えを乞い、いろいろ教えてもらうというコミュニケーションの取り方もよい。同好の士として気楽に語り合えるようになるのが、当面の目標である。現実的な課題を持ち出したりするような無粋《ぶすい》なことは控え、同好の士に徹した方がよい。

自分が話したくないことは持ち出してこず、自分の関心事についてだけ語り合える存在に対して、その人は安心感を抱くようになる。そうすると、会って話をすることが心地よく思え、話をすることで元気さえ出るようになる。自分の興味のあることを語ることは、その人を生き生きとさせるものだ。こうして、次第に安全基地として働くようになる。

そうなると次の段階に移る準備が整う。次の段階は、指南役や助言者、インストラクターとなる段階だ。ただし、何でもかんでも指南するのではない。相手が求めてきたことについてだけ、控えめに、「それは、こうじゃないかな」「こうした方がいいかもしれない」と教えるのだ。

回避型の人は、共感によって気持ちがどれだけ救われるかよりも、現実的な利益で、物事の価値を判断する。つまり、「役に立つ」「有用である」ということに重きを置く。「たしかにこの人の言うことは役に立つ、この人の言う通りだ」と実感すると、ぐっと信頼を増す。心を慰められたり励まされたりすることよりも、実際に有用な知識や情報、方法やスキル、経験を伝授してもらった方が、自分のためになったと感じるのだ。

共感的なカウンセリングよりも、認知行動療法や実践的なトレーニングの方が、何かしてもらったという手ごたえを感じやすい。対話より、作業的なことに注力するのもよいだろう。何かに取り組むことの方が、話を聞いてもらうことよりも、このタイプの人にはしっくりくるのである。

対話を作業に置き換えることによって、回避型の人が慣れていない「感情や気持ちを言葉にして表現する」という苦手なことを、やりやすくしたり、省略したりしてくれる。

たとえば、学校に行けなくなっている子どもがこのタイプの場合、「どうして学校に行けないのか」ということについていくら話をしても、あまり助けにはならない。むしろ、家の用事や仕事、得意分野での学習や技芸に取り組んで、有用感を味わった方が、その子を元気にする。

背中を押してくれる人を求めるようになる

回避型の人は、問題に向き合うのが苦手だ。面倒なことはなるべく避けようとする。では、向き合う気がまったくないのかというと、違っている。ある時期が来ると、目を背《そむ》けていてもダメだと自分でも思い始める。現実の課題に向き合わねばならないと、本人も心の中で感じているのだ。

しかし、自分の意志では、それがやりきれない。不安や怖さに負けて、課題に向き合うことを避け続けてしまう。

課題に向き合うことを「直面化」という。カウンセリングなど、人を動かしていくことにおいて、重要なモーメントは、「共感」と「直面化」だといわれる。

共感」によって、躓いている相手の苦しさを受け止める。立ち上がる力がある人では、共感して受け止めるだけで、元気を取り戻して立ち上がるということも少なくない。

しかし、回避型のように問題に向き合うことを避けてしまう人の場合は、共感するだけでは、現状に甘んじるだけで、変化が起きにくい場合もある。その場合は、「直面化」が必要だ。

課題を指摘し、それに向き合わせる。じつは回避型の人も、回復を望んでいる人の場合には、直面化させてくれる人を求めている。自分一人の力では、問題に向き合い、乗り越えていく勇気がないので、それを一緒にやり遂げてくれる人を欲しているのだ。

少し唐突だが、ジョン・レノンを例にとって考えてみよう。

彼は結婚して子どももいて、一見幸福そうに暮らしていた。だが心の中では、結婚生活に倦《う》み、まったく刺激をなくしていた。彼はもっと違う人生を求めていたのだが、心優しいジョンには、妻子を捨てることなど考えられないことだった。

そこへ、オノ・ヨーコという解放者が現れた。彼女は、平穏な一家に割り込むように入り込んでくると、ジョンの中に潜在していた「解放への欲求」を実行に移す力を授けたのだ。ジョンがヨーコを特別に崇拝したのは、ジョンには到底できなかった自分自身の解放を、ヨーコはやってのけたからだ。ジョンはそれまで、問題に向き合うのを避ける回避的なところを抱えていたが、ヨーコは強力な力でジョンを動かし、彼がとらえられていた「結婚」という因習的な呪縛から解放しただけでなく、もっと高邁《こうまい》な理想へと、ジョンを羽ばたかせたのである。

このように、最初は興味のある話題にのみ終始しているような回避型の人も、次第にそれだけでは物足りなさを覚えるようになる。自分が課題に直面化できるように励ましてくれることを心のどこかで期待しているのだ。それは、本人にとってはとても嫌なことではあるが、その不快さに負けずに向かっていけるように、自分を駆り立ててほしいと思うようになるのだ。

助けを求めてきた時点で、課題に一緒に向き合ってくれる存在を求める段階にきている場合もある。本人自らが相談に来た場合には、すでにその段階に達しているので、雑談や趣味の話に時間を使う必要はない。彼が求めている直面化という作業に取り組めば良い。その場合、むしろ雑談に時間を浪費したりすれば、失望を招くだろう。

自らの体験を語り始める

回避型の人は、自分の気持ちや本音をなかなか言わない。自分の過去の体験や思い出についても語りたがらないことが多い。自己開示することを避けようとする。ずっと自分の感情や気持ちを抑えてきたため、過去に体験したことも、感情という色彩に彩られておらず、思い出を語ろうにも、淡い記憶しか残っていないという場合もある。

覚えているのは嫌なことばかりで、思い出すだけつらくなるので、記憶を封印してしまっているような場合もある。本人の自覚としては「あまり覚えていない」というだけで、嫌な目にあったなどという認識はない。思い出そうとしても、断片的な記憶をぽつりぽつりとしか語れないことも多い。

しかし、語る作業をしているうちに、次第に記憶がよみがえってきて、自分がこれまで封印してきたものに向かい合い始める。そうなると、これまで忘れていた、その時々の感情や気持ちもよみがえり始める。ずっと抑えてきた悲しみや寂しさや傷ついた思いがありありとよみがえってきて、思いがけず涙がこぼれてしまうこともある。

回避型の人にとって、体験を語ることは、自分の体験を、初めて感情とともに取り戻すことであったりする。自分という人間が、どういう人間で、どのようにして生きてきたのかを、初めて知ることでもある。自分に出会い、自分という人間に向き合うためには、自分の体験したことを語るという営みがとても大切なのである。

共感を示されても、心を動かされなかった回避型の人も、幼いころからの体験や思い出を語り、それを受け止められ、共有されるにつれて、相手に親しみを覚えるようになる。

愛着という現象は不思議なものである。親しみを感じるから、自分のことを打ち明けるという面もあるが、自分のことを打ち明けることによって、いっそう親しみが増すという面もある。そして、もっと語りたくなる。なぜなら、語ることが自己発見になり、発見した自分を今いちど受け止めてもらうことが、今まで味わったことのないような心地よさを生み始めるからだ。

回避型のような、親しみを覚えにくいタイプの人であっても、このプロセスを丁寧におこなっていくと、絶対開かないと思えたような固い殻も、少しずつ開いていく。

非行少年には、回避型や、未解決／無秩序型が多いのだが、彼らでさえも、自分の話をきちんと聞いて、受け止めてくれた人には、次第に心を開いていく。ただ、それなりに長い時間と紆余曲折は覚悟しなければならない。

心の壁を破るきっかけ

回避型の人の安全基地になるためには、なかなか心を開いてくれない場合でも、先を急がせずに待つということが基本スタンスではあるが、「心の壁が破れる」きっかけとなることが、ちょうどいいタイミングで起これば、突破口になることもある。

その一つは、支え手自身が自己開示をし、自分をさらけ出すということである。

「心の内側を見せたくても、あなたは何も自分のことは言わないではないか。こちらにだけしゃべらせるのは、不公平ではないか」。回避型の人の中には、自分の内面的な秘密を話すことを、弱みを握られることのように感じて、自己開示することをためらう人がいる。

そんなとき、支え手の方がまず自己開示することは、先に裸になってみせるようなもので、心の内を見せることへの警戒心や抵抗が薄らぐのだ。

強い感情を見せることも、ときには距離を縮めるのに役立つ。こっちは必死に向き合っているのに、どうして応えないのだと、真剣に訴えると、自分が逃げようとしていることを突きつけられると同時に、相手が自分のためにこれだけの強い思いをもち、必死になっているということに、心を打たれるのだ。

回避型の愛着は、「どうせ相手は自分に応えてくれない」「期待するだけ無駄」という境遇に適応するために身にまとった、心の様式である。しかし、相手が必死になって自分を待ってくれていることを知ったとき、かつての適応戦略を変更しようという勇気が生まれるのだ。

もう一つは、本人がもっとピンチに陥るような事態が起きることだ。そのとき、支え手が、敢然と本人の味方になり、身を挺して本人を守る態度を示すと、本人の心に風穴をあけることにつながる。

たとえば、病気になる、ケガをする、大切な人を失う、孤立する、チャレンジに失敗するなど、本人を弱らせ、追い詰める事態は、新たな関係や新たな適応戦略を生み出すチャンスでもある。とにかく、本人が弱っているということは、助けを必要としていると心得て、ここが勝負と、必死にかかわることだ。

幼児的願望に付き合う——甘えられなかった人たち

回避型の人は、甘えてこなかった人である。甘えられる境遇になかったため、「甘える」という回路が未発達なのである。

甘えるためには、相手に気を許し、打ち解けないといけないが、まずそれができない。弱みを見せたり、自分をさらけ出したりすることができないのだ。それは、幼いころから甘える経験が不足しているためである。

それゆえ、回避型を改善していく上では、甘える体験を取り戻していく必要がある。そのために大切なのは、もし親の協力が得られる場合には、親が本人に対して、優しく受容的にかかわることであり、支援者は「愛着修復的アプローチ」で、親にそうしたかかわりを増やすようにサポートをおこなう。

もう一つは、支援者が親代わりになって本人の安全基地となり、本人の中で満たされてこなかった部分を受け止めることである。

ただ、回避型の場合には、寂しさなどの自分の気持ちを語ることは不得手で、また、あまり子ども時代の記憶がないという場合もある。さらに、「甘えられなかった」ということを語ったからといって、甘えられるようになるわけでもない。

そちらに話を誘導しても、あまり益はない。むしろ、前にも述べたように、その人の関心の赴《おもむ》くままに語ってもらい、それに寄り添うことが大事である。

自分の関心事について語ることを通して、次第に表現されるようになるのは、その人の満たされなかった幼児的願望である。たとえば、自分に注目し、ほめてもらいたいという自己顕示的願望であったり、すごいことを成し遂げたいという万能感的願望であったりする。本人の関心の世界を共有し、そこに注目や称賛を向けることは、その部分を満たしていくことにもなる。

そのプロセスを通して初めて、甘えることが少しずつできるようになる。甘えられるようになると、関心事以外のことも自分から話してくるようになる。それまでこちらは、本人の関心事やファンタジーや夢物語に、とことん付き合えばいいのである。

いびつな自己愛を抱えたひきこもりの青年――ケース⑨

十九歳の男性が、行き詰まっていると相談にやってきた。中学の途中から始まったひきこもりが、今も続いている。人ごみに出ることが苦しく、疲れやすく無気力だという。今も昼まで寝ている生活で、通信制の高校に在籍しているが、卒業の見込みも立っていない。

父親は建築家として成功し、一家は豪壮な自宅で、優雅に暮らしている。中学までは勉強もよくできたので、かなり期待されて育った。しかし、小さいころからマイペースなところがあり、人と同じことを強要されることに内心反発を感じていたという。

中学受験をして、中高一貫の進学校に入ったものの、学力中心の指導方針に反発するようになり、教師に叱責されたのがきっかけで休みがちになった。中学は何とか卒業したが、高校からは通信制に変わった。その後は、緊張の糸が切れてしまったかのように、ぶらぶらしながら暮らしている。

さまざまな相談機関にかかってきたが、はかばかしい改善も見られない。念のため発達検査をしてみると、能力的には平均レベルだが、処理速度や作動記憶が低く、発達の偏《かたよ》りがあることがわかった。適性としては、学業よりも、技芸的なものに向いているようだった。親の期待に応えようと名門の進学校に入ったことは、かなり無理を強いたに違いない。

そうした結果を家族に説明したことで、家族も無理な期待を本人にかけすぎていたことを悟るようになった。

その後、親と子がそれぞれにカウンセリングを受け、親は安全基地となるために必要な対応を学ぶとともに、自らの課題も振り返っていった。母親自身も、父親の職業を継げなかったことにコンプレックスがあり、それを代償したのが、夫との結婚であった。それだけに、息子には、同じ轍を踏ませまいとして、過度なプレッシャーをかけてしまっていた。

親がそのとらわれから自由になると同時に、息子はのびのびとしてきた。

本人のカウンセリングの中で当初出てきたのは、幼い誇大自己的な願望だった。彼は、自分の夢物語を滔々《とうとう》と語り続け、それが何か月も続いたのである。しかし、それを受け止め続けるうちに、非現実的な夢物語だったものが、次第に現実的なものに変化し始め、具体的な行動も見られるようになった。

だが、彼の中には、既成の権威に対する反発があり、とくに大学に行くことに、強い拒否感があった。それは幼いころから、一流の大学に行くことを最大の使命のように言われ続けてきたことに対する、本人なりのレジスタンスだったのだろう。

けれども最終的に彼は、自分の学力で進める大学を受験してみるという選択をした。大学に行くことをかたくなに拒んでいたのだが、理想にとらわれるよりも、妥協して現実の中で生きていくことができるまでに成長したのである。

その後、別人のように学生生活を楽しみ、自分の目的に向かって進んでいる。


回避型のケースでは、しばしば、自己愛の問題を伴っている場合がある。

このケースの場合は、幼いころから過大な期待を背負わされたことと、現実のギャップのはざまで、自分のプライドを傷つけられたことが、バランスの悪い自己愛の問題を生じさせたのだろう。

代償的に誇大な願望を抱き、しかし現実からは目を背け、ひきこもるという状況を変えたのは、まず家族の期待を切り下げ、本人をそこから解放することによってであった。

それによって、本人と家族の緊迫感をもった不幸な関係が、もっと気楽なものに変化し始め、家族が安全基地として機能し始めたのである。

それとともに、青年は回復を始めた。幼い自己愛を批判することなく、そのまま受け止め、彼の自己顕示的な願望を満たし続けるとともに、それを積極的に共有した。来るたびに彼は成長を遂げ、ついには現実との妥協を図れるまでに、バランスを回復したのである。

この部分では、担当医とカウンセラーが安全基地を提供し続けた。そこで彼は思う存分、自分の想念と遊び、満たし損なってきた幼児的願望を満たすとともに、新たな生き方やアイデンティティを模索することができたのである。

（3）未解決型愛着へのアプローチ

未解決型と「愛着の傷」

未解決型とは、親などの、その人にとって重要な愛着対象との関係において、大きな傷を引きずっており、その傷が他の対人関係にも影を落としているタイプである。

愛着の傷となった出来事は、通常、物心がついた後に起きているので、思い出すことができる。親の死去、離別、離婚、親からの虐待、親の病気、経済的事情などによる親の不在、無関心、世話の不足などがよく見られるものである。

それ以外のことに関してならば、平静に語ることができる場合でも、愛着の傷が関係していることに触れられたとたん、急に動揺して涙ぐんだり、混乱したり、怒りをあらわにしたり、不安定な面を見せる。そのことについて、冷静に語ることができない。

あるいは逆に、冷静すぎる、感情を伴わない語り方をする場合もある。

未解決型愛着の人に伴いやすい問題としては、解離症状や依存症（的行動）である。

未解決型の人は、心にクレバスを抱えているようなもので、意識や人格の統合が脅かされる瞬間がある。それは、自分を傷つきから守るための手段でもある。不快な現実や記憶に向き合うことを避けるために、意識や記憶を飛ばしてしまうのである。

目の前に迫っている不愉快な現実を忘れるために、我々がつねづね頼る手段といえば、飲酒や食べることで気持ちを紛らわしたり、ギャンブルやゲーム、買い物やセックスに夢中になることだったりする。ことに未解決型愛着の人は、こうした依存症になりやすいといえる。

いっぱいいっぱいになりやすく、自分を振り返る余裕がない

未解決型の人は、エンジンの一つにトラブルを抱えた飛行機のようなものである。もう一つのエンジンで、一見すると問題なく飛行できているように見えるが、余力がない。負荷がかかってさらに出力を必要とするようなときに、抱えている脆《もろ》さが露呈する。急に失速したり、飛行が不安定になる。

慌てて、もう一つのエンジンを吹かそうとすると、火を吹いてしまう危険もある。無傷の状態であれば、やすやすと対応できることも、いっぱいいっぱいになっているためコントロ

ールを失ったり、爆発してしまうこともある。

愛着の安定化のためには、振り返る力や相手を思いやる力を高めていくことが大事なのだが、未解決型の場合には、目の前のことを考えるのがやっとなため、短絡的な判断や行動をしてしまいやすい。そのことが、関係の安定化よりも悪化をもたらし、支援することを難しくしてしまう。

助けようとしている人を攻撃したり、拒否したりしてしまうことも起きやすい。そうした反応にも振り回されない、熟練した専門家のサポートが必要である。

未解決型の二つのタイプ

未解決型と呼ばれるタイプにも、大きく二つのサブタイプがある。

一つは、未解決型ととらわれ型が同居しているケースで、未解決な心の傷が絡んだ部分以外の対人関係全般においても、傷つきやすく、過剰反応しやすいタイプである。しかし同時に、孤独には耐えられず、依存できる人を求めていて、実際、依存対象である人物にすがって生きている。

にもかかわらず、思い通りにならないと、自分が依存している相手を攻撃するという行動パターンをとる。親との関係は不安定で、表面的にいい親子関係を装っている場合でも、親と会うたびに自分が愛されていないと感じて落ち込むことが多い。

もう一つのサブタイプは、未解決な愛着の傷を引きずりながら、人と距離をとることでバランスをとろうとするタイプで、未解決型と回避型が同居するタイプである。恐れ・回避型と呼ばれるタイプに、おおむね一致する。

誰にも気持ちを許せないし、甘えることもできないのだが、回避型とは違って、他人の反応に無頓着というわけにはいかない。他人の顔色が過度に気になってしまう面ももつ。他人とかかわると、また嫌な思いをするのではという不安や恐怖のために、他人と親密な関係をもつことができない。

本来は回避型ではなかった人が、愛着の傷を受けて、回避的戦略をとるようになったと考えられる。それゆえ、相手が自分を受容してくれる存在だと確信できると、このタイプの人は、心を開き、つながりをもつことができる。

一口に未解決型といっても、特性が大きく異なるので、両方のタイプに分けて論じた方が有益だろう。

①未解決・とらわれ型

未解決型ととらわれ型が併存するタイプでは、些細なことがきっかけで、気分や態度が変動する情緒不安定な傾向と、自分を損なうような行動をわざわざしてしまう自己破壊的行動が特徴的である。

それが強まって、生活が破綻してしまった状態が、「境界性パーソナリティ障害」であるが、境界性と診断されるほどではないものの、そうした傾向を抱えている場合には、未解決・とらわれ型の愛着スタイルがベースにあることが多い。

②未解決・回避型

未解決型と回避型が併存するタイプである。不登校やひきこもりのケースに少なくない。親や家族が安全基地とならず、逆に本人を傷つけたり振り回したりして、力を削いでいる。過度の支配によって、やりたいことをやらせてもらえず、やりたくないことをやらされたという状況も多い背景である。また、イジメなどの体験が、さらに愛着にダメージを与え、人に対する安心感や自己肯定感を脅かしていることも多く、殻に閉じこもることでかろうじて自分を守ろうとする。

夫婦間の争いや離婚問題で、本人が傷ついていたり、親（配偶者）の病気や死によって、強い不安や衝撃を受け、そのつらさを克服できていない場合もある。問題に向き合うことができず、何事もないかのように問題に蓋をしてバランスをとっているが、無気力や、人生に対する消極的な態度が見られることが多い。

トラウマとなる傷・愛着への手当て

未解決型の人では、心の傷となっている体験を引きずっている。ときには、その傷は現在進行形で、今も同じ状況が続いていることもある。過去のトラウマとして終わっておらず、今もトラウマを生み続けているのである。

親子関係や夫婦の問題が絡んでいる場合には、こうしたことが起きやすく、本人の状態が安定し、前向きに変化していくためには、過去の傷への手当てにもまして、まずこれ以上傷を生み続けないように、現在の親子や夫婦間の愛着関係に手当てをすることが必要不可欠となる。

不安定な母親に振り回されてきた高校生——ケース⑩

高校二年の男子生徒が、欠席が続き、家から外に出ることもなくなって、ひきこもりがちになっていると、母親とともに相談にやってきた。母親は、学校で何かあったのではないかと疑っており、実際に中学のときには、いじめを受けて学校に行けなくなっていた。また、最近よく耳にする発達障害かもしれないので検査もしてほしいと希望された。

たしかに軽度な発達の偏りはあるものの、それ以上に気になったのは、エゴグラムという検査で、ＡＣ（Adapted Child）という指標が突出して高いことだった。ＡＣは、「親の顔色を見て合わせる子ども」の部分であり、親に支配されて育った、いわゆるアダルト・チルドレンでも高いことが知られている。

本人の口から、母親のことが語られたのは、少し元気になったころのことであった。母親は小学四年ごろより不安定になり、落ち込んだり、死にたいと言ったりするようになった。中学のころからはとくにひどくなって、最近もそうしたときがあるとのことだった。彼は母親のことが心配で、学校にいても気が気でなく、また帰るときは、母親がどうなっているかと思うと、はらはらしてしまうという。学校に行きづらくなった要因として、母親の不安定な状態に振り回されていた状況も見えてきたのである。

その後、母親へのサポートにより、母親が安定したことで、本人の状態も落ち着いていった。

第7章　愛着障害の克服

人は、変わる力をもつ

人はそれぞれ過去の体験から来る縛りやとらわれを抱えている。ことに、幼いころの愛され方や親との関係は、強力にその人の人生を縛り、左右する。

しかし、同時に、人は大きな可塑性や成長する力をもっている。抱えている課題や制約と、そこから自由になり可能性を広げていこうとする力との戦いが、その人の生き様、人生が描く軌跡だともいえる。

それでは、その人が抱えている限界や制約を、どうすれば押し広げ、新たな地平へと飛躍させることができるのか。

愛着障害の克服は、まさにそうした課題だといえる。

愛着アプローチは、本人の安全基地を強化することで、本人の中に備わっている回復しようとする力を活性化させる方法だともいえる。

生きる意味さえ見失い、投げやりだった人も、何事にも自信がもてず、挑戦することから逃げていた人も、自分の中の問題を周囲の人に責任転嫁することで自分を紛らわしていた人も、愛着が安定するにつれ、自分の問題に向き合い、自分なりの答えを見出そうとし始める。

大それたものでなくても、どんなにささやかでも、自分の手と力で見出した、自分なりの生き方を進んでいこうとし始める。

そこから先は、本人を信じて、本人の進んでいく後をついていくように、一緒に進んでいけばいい。もしも本人が駆け込んでくるようなことがあれば、いつでも相談できるように待ちかまえてはいるが、本人の力で何とかなる間は、ただそっと見守り、ときどき報告してくれることに耳を傾ければいい。

ここから先は、本人が主役であり、本人の主体的な取り組みと努力によってしか進んでいくことのできない領域だ。もちろん、困ったときや迷ったときには、安全基地となる存在のところにやってきて、その存在と対話をする中で、自分の答えを見つけようとするかもしれない。しかし、最後の決断は本人が下すのであり、安全基地となる存在は、彼の悩みや迷いに付き合うだけである。

本章では、愛着の課題を克服しようと決意し、自分からその問題に取り組み始めたとき、そこにおいて課題となることや、目指すべき方向について述べたい。

また具体的な取り組みについて、ヒントになることや使える方法についても考えたい。

近著『生きるための哲学』（河出文庫）では、実際に愛着の課題と向かい合った人々の例を通して、彼らを救うのに役立った思想や考え方を紹介している。そちらも参考にしていただければと思う。

安全基地を求めて——落とし穴や幻もある

愛着が安定化するかどうかは、安全基地となる存在に恵まれ、それがうまく機能しているかどうかだということを、これまでの章でくり返し見てきた。

そもそも愛着障害とは、親の愛情に恵まれなかった人に起きた、愛着の傷に起因する問題である。そのことに気がついて、それを取り戻そうと必死にかかわろうとする親もいるが、本心からその人に対して愛情を感じることができない場合には、結局かかわることを面倒がってしまったり、かかわり方を変えようと努力してみても、つい地金《じがね》が出て、その人を責めたり拒否したりしてしまうことも少なくない。

幼い子どものころであれば、何事も許してあげて、献身的に愛情を注ぐ気になれたかもしれないが、大きく成長した今となっては、つい常識的な考えになり、「いい加減にしろ」と思ってしまう。育て直しは、赤ん坊を育てるよりも、ずっと大変なのである。

それゆえ年齢が上がるほど、難しさが増す。さらに親自身が極度に不安定だったり、共感性が欠如していたり、本人に対して愛情がもてなかったりする場合には、かかわるとかえって本人が不安定になってしまうという場合もある。無理に関係修復を図るよりも、親とは距離をとっている方が安全が確保される場合もある。

しかしそうした場合も、愛着の課題を克服するためには、安全基地となる存在の媒介が、通常は不可欠である。親という本来の安全基地に代わる存在として、困ったときに駆け込める避難場所や、安心の拠り所を提供することで、本人の安定を図るとともに、本人が自分自身の課題に向き合うことを可能にする。

身近な他者――先輩や上司、恋人や友人、知人などが安全基地となって、その人の悩みや相談を受け止め、回復と安定に寄与していく場合もある。

しかし、そこにはしばしば落とし穴もひそんでいる。最初のうちは親身に相談に乗ってくれていても、次第に負担になってきて態度が冷たくなり、最後には拒否されてしまうということも起きがちなことだからだ。そうすると本人はかえって傷ついてしまい、「信頼できる存在などいない」という思いを強くしてしまうこともある。

また、恋愛やセックスが絡む場合には、性的に引きつけ合っている間は、優しくされることで関係が安定するが、その時期を過ぎてしまうと、とたんに関心が薄れ、関係もギクシャクし始めるということも多い。じつは愛着の課題は何ら乗り越えられないままに、ただセックスという麻薬によって、それを忘れていただけだったことが、後で明らかとなる。

カリスマ的な存在にマインドコントロールされる場合も、これによく似ている。幻の安全基地をそこに見て、自分を捧げることで、苦しさを麻痺させようとするのだが、主体性のない依存に陥るだけで、もっと危険である。

愛着が安定している人の特徴

課題を抱えている人が真剣に向き合おうと思ったときには、せっかくのチャンスを無駄にしないためにも、信頼できる専門家に助力を求めることをお勧めする。費用がかかったとしても、長い目で見ると、もっと大きな損失や危険を避けることにつながる。専門家を選ぶ場合も、変にカリスマ性の高い人や、安請《やすう》け合いをする人は、用心した方がいい。

まず大事なことは、その人自身が安定型の人であるということだ。かつて不安定な愛着を抱えていたとしても、その部分を克服していることが必要である。

愛着が安定した人を見分けるための特徴をいくつか記しておこう。

（１）接していて、怖さや危険な感じがなく、安心できる。
（２）穏やかで、気分や態度がいつも一定している。
（３）目線が対等で、見下したような態度やおもねりすぎる態度をとらない。
（４）優しく親切だが、必要なときには、言いづらいことも言う。
（５）相手の意思や気持ちを尊重し、決めつけや押し付けがない。

これらは、言うまでもなく、安全基地になるための条件でもある。魅力的で、惹《ひ》きつけられる人ではあるものの、こうした条件から外れる場合には、その人自身が不安定な愛着を抱えた、演技性や自己愛性といったパーソナリティの持ち主かもしれない。安定した安全基地となってもらうには、あまり適さない。

もちろん、心理カウンセリングに熟練していて、愛着に課題を抱えたケースの回復を実際にサポートした経験をもっていることが望ましい。

認知が愛着を変えるのか、愛着が認知を変えるのか？

愛着が安定しているときの認知（物事の受け止め方）と、愛着が不安定になったときの認知は、同じ人であっても大きな違いを見せる。

愛着が安定している人の認知の特徴は、不快なことがあっても、それを過大視せず、むしろ、いい面や背景に思いを巡らせ、嘆いたり攻撃したりするのではなく、理解し受容しようとする。不安定型の愛着に苦しんでいた人が、安定型に変わったときも、物事の悪い部分にとらわれすぎず、「そういうことがあったにしろ、良いところもあるのだし、また悪い点さえも、何かプラスになる面ももつ」と、肯定的に考えるようになる。そして、自分がされた不快なことは許し、自分がしてもらった良かったことに、感謝の気持ちを抱くようになる。

体験した事実が同じであっても、その人の認知が変わることによって、事実を肯定的に考えられるようになる。愛着の安定性は、体験した事実そのものよりも、それをどう受け止めるかという姿勢に左右されるのである。

同じような悲惨な体験をしても、その傷から人間不信に陥り、悲観的な考えから抜け出せない人もいるが、一方で、そうした悲観的な考えにとらわれることを免れたり、一時的にそうなっても、再び見方を変え、希望と信頼を取り戻す人もいる。

そこから、次のような希望的観測が生まれる。身に受けた事実が同じであっても、受け止め方を変えることによって、愛着が安定したものに変わるのではないのか。一言でいえば、

「認知が変わることで、愛着を安定したものに変えることができる」のではないのか。

その可能性を否定するつもりはない。しかし、そうしたことが起きたと断言できるケースは、実際には稀である。まず愛着の安定化が起き、そこから認知が変わったというケースの方が圧倒的に多い。

支援者が熱心にかかわることで、愛着が安定し、絶対許せないと思っていた気持ちが次第に薄らいでいき、物事の受け止め方が変わり、ぎくしゃくしていた家族との関係も改善していく——というのが、最も自然な流れである。

認知療法がうまくいくのは、すでに愛着が安定した人

つまり、最初の変化は、いきなり認知の変化から起きているというよりも、何らかの体験、多くは支え手との出会いによって、愛着の安定化が先に起きていることが多いのである。

例外的に、認知の変化の方が先行して起きるケースとしては、自分が死にそうな目にあったことがきっかけとか、愛する存在の死や命にかかわる事態に直面して、という場合が多い。つまり、何らかの極限的体験が引き金となっている。

ただ、これらは運命の偶然によって引き起こされる事態であり、克服法として実践できる

ものではない。もちろん、そうしたことがきっかけになり、ピンチがチャンスを生むということは、知っておいて損はない。

話を戻すと、愛着の安定化が十分でない段階で、認知を修正しようとすると、逆効果になることが多いということだ。よくあることだが、「その受け止め方はダメだ」と言われたことで、自分を否定されたと思い、落ち込んでしまったり、「自分の受け止め方はダメなんだ」と思うことで、人に対してかかわる自信が余計なくなり、改善しようという取り組み自体が行き詰まってしまう。

むしろ、そうした修正を施さず、愛着の安定化だけにエネルギーを傾注した方が、認知もバランスの良いものに変化するということを、しばしば経験する。通常の認知療法なども、それがうまくいくのは、愛着が比較的安定した人である。

被害的認知を修正しようとしたばっかりに――ケース⑪

高校生の女の子が、クラスの中で孤立し、教室に入れなくなっている。女の子の相談を受けていたスクールカウンセラーは、彼女が物事を悪い方に受け止めすぎる傾向があることを強く感じるようになった。その偏った認知によって、悪意のないさりげない言動までも、自分を攻撃するもののように受け止めていると思えたのである。

女の子の受け止め方が、彼女の適応力を損ない、教室でも孤立を招いているに違いなかった。スクールカウンセラーとしては、被害的に受け止めてしまう傾向を修正できれば、もっと気楽に教室にも入れるようになるのではないか、そう思って、認知療法を試みることにしたのである。

ところが、カウンセラーが、「○○さんには、ちょっと物事を悪く受け止めすぎる傾向があるんじゃない？　もう少し、心が痛まない受け止め方はないかな？」と発した言葉に、その女の子は顔色を変えた。「先生は、私の言うことを信じてくれないの？　私がオーバーに受け取っていると思っているの？」。

カウンセラーは、「そんなことはないよ。嫌なことを言われてつらかったんだよね。でも、もう少し傷つかない受け止め方ができたらいいなと思って」と説明した。

その場は、納得して帰ったものの、その女の子は、二度とそのカウンセラーのところには行かず、「カウンセラーが自分のつらさを少しもわかってくれず、私の方にも責任があると言った」と、母親に涙ながらに訴えるという事態になってしまった。

その後、彼女を担当することになった別のカウンセラーは、彼女の気持ちに寄り添うことだけに注力した。それと同時に、母親からも女の子にプレッシャーがかかっている点に着目して、母親のサポートにも取り組んだ。

母親はきりきりするのをやめ、女の子との関係も安定したものとなった。すると女の子は、元気を回復し、クラスにも入れるようになった。

その後彼女は、自分から、「少し敏感になりすぎて、悪く考えすぎていたかもしれない」と、以前のことを振り返った。認知には、何の手当てもしていないが、愛着が安定したことで、被害的な認知もなくなってしまったのである。

このケースのように、愛着に課題がある場合には、認知を扱うよりも、愛着の安定化に努力した方が有益である。支援者との愛着がまず安定したものになるようにするとともに、親や家族との愛着の安定化や修復を図っていく。

ただ、愛着が安定し始めたときに、認知の方にも働きかけて、より柔軟で、適応性の高い受け止め方へと導くことは、いっそう着実な変化を生むことにつながる。とはいえ、そのためには、本人のいる段階を追い越さないようにする必要がある。本人が自分で気づくということが、大事なのである。

安定した愛着の人は、振り返る力が高い

安定した愛着の人は、身に降りかかった事態に向き合い、それをしっかりと受け止めるが、同時に過剰反応せずに、事実を客観的に見極めようとする。それによって、事態に即した対処を、冷静にとることができる。

不安定な愛着の人では、起きている問題自体から目を背け、見て見ぬふりをしてやり過ごしたり、逆に感情的に過剰反応してしまい、かえって状況を悪化させる。前者の反応は、回避型と呼ばれるものに典型的であるし、後者の反応は不安型と呼ばれるものの特徴である。

問題にしっかり向き合うと同時に、客観的に事実を受け止め、過剰反応しないというスタンスと最も関係していると考えられるのが、「振り返る力」である。

振り返る能力は、自らを反省する力であるとともに、相手の気持ちを推測し、汲み取る力でもある。さらに、状況から一歩下がって、事態を高みから俯瞰するように、大きな視点で眺める能力でもある。

こうした能力は、リフレクティブ・ファンクションと呼ばれたり、メンタライジングと呼ばれたりする。メンタライジングとは、相手の行動の背後に、「心」という機能を想定する

ことで、相手の行動を理解しようとする機能である。

メンタライジング――内省と共感の力

たとえば、いつもはすぐメールの返事をしてくれる人が、一向に返事をくれない。そういえば、最後に返事が来たとき、いつもより短く、そっけないものだった。

こうした相手の行動から、「こちらのメールが負担になっているのではないか」と推測する。これがメンタライジングだ。

ところが、返事がすぐ来ないことに腹を立てて、怒りの催促メールを出したりすれば、状況はさらに悪化することは必定だ。

振り返り力がある人は、相手の気持ちを察するだけでなく、自分の行動も振り返ることができる。そういえば、最近少し相手に甘えて、メールを頻繁に出しすぎていたかなと反省する。それによって、自分の行動にブレーキをかけ、しばらくメールするのを控えることにする。すると相手は、自分の気持ちを汲んでもらえたことで、その人に対する安心や信頼を取り戻し、人間関係が破たんすることが避けられる。

ストーカー化してしまい、関係が破たんしてしまうところまで行きつくか、それとも、そうした事態を避け、バランスの良い関係を維持できるかの違いは、行きすぎたときに、相手から出るサインを読み取り、ブレーキをかけられるかどうかにかかっている。

振り返り力、メンタライジング力とは、今の自分の思いや欲求に飲み込まれず、相手の気持ちや自分のふるまいを客観的に見る力だといえる。振り返りが可能なためには、感情の渦から、少し距離をとる能力が必要になる。同時に、相手の気持ちを汲み取り、感じ取れることも必要である。前者は内省する能力であり、後者は共感する能力である。そして、両者は背中合わせの能力と考えられている。自分を振り返る力がある人は、相手の気持ちを察する能力も高い。そして、物事を客観的に振り返ることができる。

なお、メンタリゼーションという名詞形も用いられるが、メンタライジングという動名詞が使われる場合には、能動的で、相互的な働きが強調されている。実際、心を察知するという働きは、静的というより動的な相互作用である。相手とのやり取りの中で、それは汲み取られるものなのである。

過去、現在、未来をつなぐ視点――ＭＢＴと認知療法の違い

振り返る力が高い人では、愛着が安定しているという事実から、振り返る力を高めれば、

愛着が安定するのではないかという仮説が生まれる。

第3章でも触れたように、ピーター・フォナギーは、この仮説に基づいて、MBT（メンタリゼーションに基づく治療法）を、愛着が極めて不安定な「境界性パーソナリティ障害」の治療において試みている。

メンタライジングを高めるMBTも、認知に働きかける治療の一つだといえるだろう。では、通常の認知療法とMBTはどう違うのか。

通常の認知療法では、過去の体験は問題にせず、今現在の行動や感情的反応だけを見て、そこから特有の反応パターンやその背後にある考え方のクセを見つけ出し、それを、もっとうまくいく考え方に変えていこうとする。とくに対象とされるのは、自分の認知の偏りについてである。

それに対して、MBTでは、現在の認知や反応パターンにだけ対象を絞ることはしない。現在の認知や行動を、過去の体験との関係から理解し、それが過去の状況を再現しようとしていることに気づくことで、過去の呪縛を解こうとする。

また自分だけでなく、他人の視点からも物事を見ていき、相互的なやり取りを重視する。

たとえば、人の顔色ばかり気にして、つい機嫌をとってしまう人がいるとしよう。

認知療法では、それを、他人に頼らないと生きていけないという信念を抱いているがゆえに、他人に合わせることで、生き残ろうとする戦略をとっているのだと説明する。しかし、こうした説明を聞くことで、自分の行動パターンを理解することはできても、その行動自体を変えることは難しい。

それに対して、MBTでは、その人の過去を紐解いていくことで、親に支配され、いつも顔色を見て機嫌をとってきた過去を、記憶によみがえらせる。そうした過去の体験も視野に置きつつ、人の顔色ばかりうかがってしまうという現在の行動を振り返ってみると、自分が過去の体験を再現しているということが、まざまざと理解される。

その根っこから、現在の行動や認知をとらえられることで、より深い洞察が得られるとともに、カタルシスが起きて、その呪縛が解けていくことにつながる。実際、思いがけないつながりを知って、感極まり涙を流す人も多い。

つまり、愛着の傷となっている体験にまで遡って、現在の行動を理解したとき、人は心を強く動かされ、認知や行動の修正も起きやすいのである。

さらには、そうした課題を抱えた人が、治療スタッフとやり取りすることにより、自分や相手の感じ方、受け止め方について気づくことができ、さらに気づいたことをやり取りすることで、変化を生んでいく。メンタライジングと認知・行動が、フィードバックし合うことが、修正を生じやすくするのである。

愛着が絡んだ問題では、歴史的な因果関係があり、また相互的な絡まり合いがあるので、MBTの手法が、通常の認知療法よりも効果を発揮しやすいと考えられる。

メンタライジングが明らかにする過去の傷による悪循環

夫のことが、鈍感で、思いやりに欠け許せないと感じている女性のケースで考えよう。

妻は、自分がイライラさせられるのは夫に原因があるのだと考え、夫を責め続け、その結果、関係は悪化の一途をたどっていた。

ところが、彼女は自分の子ども時代を振り返る中で、いつも愛情不足を味わい、関心を得ようとして、よく癇癪を起こしていたことを思い出した。そして、同時に、女性は気づいたのである。幼い自分が、小さな弟のことにばかり関心を向ける母親に対して怒りを感じ、母親をなじったり困らせたりしていたことが、今、夫を思いやりがないと責め立てているのとそっくりだということに。幼いころのやり場のない怒りを、今も引きずり、自分に無関心な母親を夫に見ていたことに気づいたのである。

さらに女性は、このまま過去の呪縛にとらわれて、同じ行動を再現し続けると、早晩結婚生活は破壊され、終わりになることを悟ったのである。これまでは、夫が思いやりのない悪い人だと思っていたので、別れてもいいとさえ思っていたのだが、もし母親に対する怒りに今も操られて自分の人生を壊す結果になっているのだとしたら、それはあまりにも馬鹿げていないだろうか。そうした新しい洞察が生まれたことから、彼女は本気で夫との関係改善に取り組むようになり、離婚を回避できたのである。

このようにメンタライジングは、過去の愛着の傷によって起きていることが、現在の愛着関係を破壊しようとしているという悪循環を明らかにする。愛着障害によって、過去に苦しめられただけでなく、現在も苦しみ、未来さえも台無しにしようとしていることに気づいたとき、その呪われた運命から一歩外に出ることができるのだ。

過去の体験から現在、未来へと連なる歴史的な視野に立つとき、初めて人は、自分を動かしている個人を超えたものの支配に気づき、それに操られないことを学び始める。

分析的メンタライジングと、共感的メンタライジング

脳科学的な研究が進むにつれ、相手の心を推測する働きにも二種類のタイプがあることが

わかってきた。一つは、相手と同じ気持ちになることで、それを感じ取る働きであり、「**共感的メンタライジング**」という。

それに対してもう一つは、共感して同じ気持ちになるわけではないが、相手の気持ちを読み取る能力のことで、「**認知的メンタライジング**」とか「**分析的メンタライジング**」と呼べるものである。両者は別な働きではないかと考えられるようになっている。

将棋の駒でも動かすように、人の気持ちを操るのが上手な人がいるが、このタイプの人は、必ずしも、自分を振り返ったり、相手の気持ちを汲み取ったりすることに長けているわけではない。客観的な分析能力は、新しい進化の産物で、愛着の安定性にも、どうやらあまり寄与しない。

むしろ、客観的な分析力に長けている人では、人に対してクールすぎて、心の通った親密な関係を結ぶことに関心が乏しいことも珍しくない。他人を心理的にコントロールして、利用するような危険な人物の中には、後者の分析的メンタライジングの能力ばかりが発達していることもある。

愛着の安定化に必要なのは、むしろ前者であるが、後者がまったく未発達でも、狡《ずる》い人にだまされたり、攻撃をかわせなかったりということになってしまう。安定した対人関係を維持するだけでなく、有害な相手から身を守るためには、客観的に状況を把握する能力も必要で、両者がバランス良く発達していることが大事だといえる。

とはいえやはり、支援者に求められるのは、分析的なメンタライジング以上に、共感的なメンタライジングである。冷たい分析をするだけでは、閉ざされた心を開くことも、凍り付いた心を溶かすこともできない。支援者の共感による本人の愛着の安定があってこそ、味わった痛みや寂しさ、怖さといった気持ちとともに、自分の身に起きた出来事を、客観的に振り返ることができ、それを乗り越えやすくなるのである。

人によっては、分析的メンタライジングは発達しているが、共感的メンタライジングが弱い人もいるし、その逆の人もいる。サポート役の人は、本人に不足しがちな部分を補いながら、両者のバランスを図る。そうすることによって、自分自身だけでなく、相手の気持ちや事情という観点からも、統合的に状況を見ることができるようにサポートしていく。

立場を入れ替えたロールプレイ、ロールレタリング

とはいえ、メンタライジングが未発達な人では、自分の気持ちにとらわれてしまい、相手の立場に立って考えたり、第三者的な目で自分の状況を眺めたりすることは、やはりとても

苦手である。そこを突破する方法として使われるのが、ロールプレイ（役割演技）やロールレタリング（役割交換書簡法）という手法である。

ロールプレイの中でも、相手と立場を入れ替えたパターンをおこなうことで、相手の立場に立って考える練習になる。これはメンタライジング、中でも共感的なメンタライジング能力を格段に向上させる。

筆者が医療少年院で、共感性に困難を抱えている少年たちにおこなっていたのは、「やる気のない後輩を、気分を害させないように上手に叱るにはどうしたらいいか」といった身近な場面設定だけでなく、「末期ガンだとわかった父親が面会にやってきた」といったシリアスな場面設定をして、少年役と父親役をやってもらう、というようなこともおこなっていた。これはかなり難易度の高い設定だが、少年たちは末期ガンの父親の心境にもなり、また、父親の最後の面会を受けた少年の心境にもなって、最後は涙ぐみながら演じたのである。

もっと一般にも使える設定で効果的なのは、「悩みごとの相談に乗る」というロールプレイである。自分の悩みを仲間に相談するだけでなく、次のステップでは立場を入れ替えて、相手から相談を受け、自分が相手にアドバイスするという形をとる。つまりは、自分の悩みに自分がアドバイスすることになるのだが、これが問題を客観視する良い練習になる。

また、ロールレタリングも優れた方法である。たとえば、自分から親にあてた手紙を書くだけでなく、その手紙に、親になったつもりで、自分にあてて返事を書く。そして、さらにまた返事を書く、といった取り組みをする中で、自分の視点だけでなく、親の立場に立った視点にも想像が及ぶようになる。大きな変化が起きるきっかけとなることが多い。

しかし、これらの手法はタイミングが大事だといわれている。あまりに早い段階で使われても、本気で取り組もうとさえしないで終わってしまう。まずその前段階で必要なのは、支援者との愛着関係が安定化し、信頼が生まれていることである。できれば、親との関係も、いくぶん修復の兆候が見えていることが望ましい。

だが、ときには、周囲とはまったく断絶した状態で、改善の手がかりが何もない中で、そうした手法に起死回生のチャンスをかける場合もある。

メンタライジングを刺激する場としては、同じような課題を抱えている人の状況に、第三者として立ち会うことも重要である。自分のことは振り返るのには抵抗があっても、人のことはよく見えるということがある。仲間の姿を見て、そこに自分の課題を重ね合わせ、気づきを得るということは、非常に多いのである。

その意味で、同じ課題を抱えた自助グループで、体験を語り合ったりすることは、メンタライジングを高める上でも、有益だといえるだろう。

カウンセリングの中でも、ロールプレイの手法は重要性を増している。実際に本人が困った状況を再現し、いくつかのパターンでロールプレイすることで、さまざまな気づきを得ることができるからだ。自分の発言や反応の仕方によって、人の反応も変わってくるという相互性を学ぶこともできる。

「他人」という固定した他者がいるように思いがちだが、じつは他人は、こちらの動きを映し出している面をもつということもわかってくる。相手の気持ちや反応を読み取りながら、それに応じて、こちらの反応を調節していくという実践的な能力をつけるのにも役立つ。

ありのままを受け入れる修練――「マインドフルネス」の実践

愛着が安定した人では、つねに肯定的に物事を受け止めようとする。ありのままを寛容に受け入れ、悪い点よりも良い点に目を向け、その物事が与えられたことを喜ぼうとする。

一方、愛着が傷を受け、不安定な人は、悪いところにばかり目が行きがちで、現状を喜ぶよりも、不満や怒りや攻撃が多くなってしまう。現状がまったく同じであったとしても、そうした受け止め方の違いがあるために、愛着が不安定な人では、自分にも他者にも、この世界にも、人生にも否定的な評価をしてしまうので、どうしても幸福度が下がってしまう。同じような境遇を生きていても、面白くない人生になってしまう。

それは、損なことである。これを変えていくためには、物事をありのままに受け止めることが大事になる。悪いところを非難したり不満に思うよりも、良いところに目を向け、そこに満足や喜びを見出せると、ずっと生きやすくなる。

ありのままに受け止める実践的修練として、今、その効果が注目されているのが「マインドフルネス」や、マインドフルネスを取り入れたカウンセリングである。

マインドフルネスとは、物事を良い、悪いで価値判断するのではなく、ありのままに感じることで、豊かな気づきを得ることである。もともとは、サンスクリット語の「ｓａｔｉ《サティ》（気づき、悟り）」を英語に訳した言葉で、とらわれを脱し、自由な境地を得ることを意味する。

マインドフルネスは、ヨガや瞑想から発展したものだが、キリスト教の文化圏でも受け入れやすいように、宗教色を取り去った純粋な心理的技法として確立されたことで、急速に普及している。科学的にその効果が立証され、医学的な治療にも採り入れられている。うつや不安やイライラ、怒りに非常に効果的であることが裏付けられており、単に認知だけでなく、身体的な反応にも働きかけることで、より深い効果を生んでいる。

愛着が不安定な人では、悪い点に目が向いてしまうことで、不完全な自分や他者を否定的に評価してしまうが、それがうつやイライラの原因にもなる。現状が七十点で、まずまず合格点だったとしても、百点の理想の状態と比べて、まったくダメだと思ってしまう。

マインドフルネスでは、認知療法のように、その受け止め方が「偏っている」といったことは問題にしない。偏った受け止め方を良い受けとめ方に直そうということもしない。なぜなら、そうすることが、また「理想の状態でなければいけない」と考えることにつながるからだ。治そうとしている状態を、また作ってしまうことになるからだ。

マインドフルネスでは、良いとか悪いといった価値判断はせず、ありのままに受け入れてそれを感じることを目指す。良いとか悪いとかいった価値判断から自由になることを目指すのだ。価値判断とは、ある意味で「とらわれ」である。今現在、うつとか不安といった症状があっても、それを「治さねばならない悪いこと」とみなさず、そのまま受け入れようとする。症状を治すことにとらわれないことで、症状から自由になる。こうした発想も、症状を治療目標にしない愛着アプローチと親近性が高いといえる。

ただ、マインドフルネスも、愛着アプローチと同様、ただ頭でわかっても実践できるわけではない。修練を積むことで「身につけて」いく必要がある。実践する中でしか、会得できないのである。しかしいったん身につくと、些細な日常も、味わい深い発見に満ちた新鮮な体験になる。不調なことやうまくいかないことがあっても、それが悪いこととはならず、「これも人生の味わいの一つだ」と、大切に感じられる。何か特別なことをしなくても、ここにあるということ、存在するということ自体を楽しめるようになる。

そうした境地にたどり着くために、どうしたらいいのか。

マインドフルネスでは、生きることの原点である「呼吸」や「体の感覚」に注意を向け、それをありのままに感じることから始める。そこを基本にしながら、不快な体験や不安な感覚もありのままに受け止め、味わうことで、乱されない心と豊かな気づきを手に入れていく。

マインドフルネス体験は、母親の腕に抱かれた子どものように、ありのままに受け止められ、包まれるような体験だともいえる。それが、不安定な愛着を抱えた人にもなじみやすく、また体得すると、自分一人でもできるようになるので、安全基地に恵まれない人にとっても、安心の拠り所を与えてくれる体験となる。

「許せない存在」を受け入れる練習

愛着が不安定な人に共通する特徴は、「許せない」と思うと、そのことにとらわれ、全部を否定してしまい、相手のいいところさえ見なくなってしまうことである。どんなに素晴らしい存在であれ、長く接するうちには、期待外れな面も出てくる。そこを寛容に受け入れられないと、次第に「許せない存在」へと変わっていく。

許せないことは、その人からすると、絶対に譲歩できないとても大事なことなのだが、もっと大きな視点で見ると、本人自身の世界を狭め、他の対人関係にも影を落として、適応力をそいでしまっている。傷つけられた思いに執着することで、自分の存在価値を守ろうとしているのだが、客観的に見ると、自分を苦しめ、大きな損を蒙《こうむ》っている。

では、どうすれば、それをうまく克服できるのか。

「許せない」と思ってしまう原因は、一部分に過ぎない点を、すべて悪いと全否定にすり替えてしまう思考パターンにある。その根底にあるのは、物事を「良い」と「悪い」の二つに分けて考える二分法的思考であり、良い悪いで評価してしまうクセだ。

この二分法で評価するクセは、親の期待に沿えば「良い子」、期待に反すれば「悪い子」とみなされ、罰を受けてきたことに由来していることが多い。かつて自分がそうされたように、「悪い子」だとみなした人を、許せないと全否定してしまうのである。

本当は、親の基準で評価するのではなく、その子の求めているものやその子の気持ちを汲み取って共感してもらえていたら、そうした二分法的評価に染まらなかったのだが。

さらに、この思考パターンは、物事の原因を説明するためにも使われる。

うまくいかないことや思いに反することがあると、それは、相手が「悪い子」「悪い人」だからそうなってしまうのだと考えるのだ。つまり、うまくいかないことや嫌なことは、誰か「悪い人」のせいだという思考パターンが出来上がっているのである。これは、みんなが貧しいのは、ユダヤ人が甘い汁を吸っているからだと、社会悪の原因をユダヤ人のせいにして、大虐殺をおこなったナチスと共通する思考パターンでもあるのだが。

「うまくいかないこと」は、イコール「悪いこと」ではない

客観的に考えれば、「すべてが悪い存在」もいなければ、「すべてが良い存在」もいない。うまくいかないことが「誰か悪い人のせい」であるということも、ほとんど思い込みであることが多い。人は失敗や過失を犯すこともあるが、「すべてが悪い」と考えることは、事実というよりも、その人の心が生み出す思い込みに過ぎないのである。

そもそも、こうした受け止め方の根底には、「嫌なこと、うまくいかないこと=悪いこと」とみなす思考パターンがある。実際は、嫌なことやうまくいかないことというのは、たとえ

ば荒天のように、避けられないことである。それは「悪い」と感情的に反応すべきことではない。人間の思惑とは関係なく生じる、自然現象のようなものなのである。

嫌なこと、うまくいかないことがあっても、それは偶発的な出来事であり、それに感情的に反応するのをやめれば、うまくいかないことが起きても、それが非難すべき悪いことだとか、誰か悪い人のせいでそうなったのだという発想をやめることができる。そんなふうに考えることは「ナチスと同じ発想だ」と言い聞かせるのだ。

また、たとえ相手に原因があるように思えることで、嫌なことが起きたとしても、その「嫌なこと」と「相手」とを同一視しない。

たとえば、そそっかしい子どもがジュースの入ったコップを倒して、せっかくの洋服を汚してしまったとする。この状況を見たとき、「その子がそそっかしい『悪い子』だから、洋服を台無しにするという『嫌なこと』が起きてしまった」と受け止めてしまうと、「嫌なことをした悪い子を懲らしめなければ」という気になってしまう。

しかし、別の見方をすれば、その子はコップを倒してしまったが、それは故意にやったわけではなく、慌ててしまったため、そうなったのである。その子も「自分の失敗で叱られる」と思って、つらい気持ちになっているに違いない。

その子は「悪い子」などではなく、ただ、不運なアクシデントで失敗をしただけである。人間は誰しも失敗をすることがあるし、失敗をしたからといって、その人が「悪い人」だということにはならない。失敗をしたことを根拠に、悪いという価値判断を下すのは、困っている人を鞭打《むちう》つようなものではないか。それよりも、失敗をして落胆している可哀想な子として受け止め、「大丈夫だよ」と慰めた方がいいのではないのか。

その子の失敗を、「嫌なこと」と受け止めず、「たまたま起きた不運な出来事」だとか、「誰にでもありがちなこと」と受け止めて、大騒ぎせず、むしろ、「大丈夫だよ」とその子を安心させてあげることで、その子自身も、「アクシデントが起きても大丈夫、冷静に乗り越えていける」ということを学ぶ機会にできる。

自分も誰かの安全基地になれる

ここまで、「自分の視点を超え、もっと大きな視点で、自分だけでなく相手の気持ちや背景にまで思いをめぐらせる能力を育んでいくことが、愛着の課題の克服につながる」ということを述べてきた。そして、そのためには、安全基地となる存在の助けが不可欠だということも述べてきた。

じつは、逆もまた真なりで、愛着障害の克服のための課題として述べてきた「振り返りの力」を高めることは、自分が誰かの安全基地になるための課題でもあるのだ。

愛着障害を抱えている人は、愛着の課題を抱えることによって、自分が相手にとっての安全基地になれないという苦しみを抱えている。自分自身が、安心感や人との信頼や安定した対人関係をもてずに苦しむだけでなく、相手にとっても、良い安全基地となれないことによって、自分を愛してくれる人や自分の子どもに苦しい思いや寂しい思いをさせてしまいやすいのだ。そこに、愛着という問題の相互的な本質がある。

したがって、愛着障害を克服することは、自分が生きやすく、幸せになるだけでなく、自分が愛したり、自分を愛してくれたりする存在を、生きやすくし、幸せにすることにもつながるのである。

そして、その克服のためにできることとしては、特別な訓練や修業によって「振り返りの力」を高めることも一つだが、むしろ、自分にとって大事な存在や、自分を大事に思ってくれている存在に対して、自分自身も「安全基地になろう」と努力することなのである。

自分が相手にとっての安全基地に少しでも近づけば、相互性の原理によって、相手もあなたの安全基地になろうとする。そして優しさを与え合う関係によって、どちらもが恵みを受け取ることができる。愛着が安定し、愛着の傷が修復され、愛着障害の克服にもつながっていく。

愛着の課題を克服する手段は、どこか遠くにあるのではなく、あなたの最も身近なところにもあるのだ。

ただ、そのことに向き合う気持ちになるのが容易ではないということだ。あなたにとって、いちばん苦手な存在や、強い葛藤を抱えている存在に対して、いきなり安全基地になろうと努めても、余計失望させられたり、逆に傷つけられたりすることもあるだろう。

まずは、難易度の低い、あなたが安全基地になりやすい存在に対して、そうなる努力をすることでも良いのである。

すっかりこじれ、関係の改善などあきらめている相手であっても、あなたが安全基地でありつづける努力をすることができれば、関係が修復するチャンスは十分ある。なぜなら、それだけこじれてしまう関係というのは、深い愛憎が絡んでいるからである。そこまで嫌ったり憎んだりするということは、それだけ求めていた部分があったということでもあるからだ。だからこそ行き違いが起きてしまっているのである。

それゆえに、何かのきっかけで相手にこちらの真心が伝わると、関係が元通りになるということも起きる。そのためには、安全基地として、誠実にふるまい続けることである。そうしているうちに、相手が弱っている状況や困っている状況になったときに、関係修復のチャンスが訪れやすい。

重要な存在との関係を修復することは、あなたの愛着の安定性をさらに高め、ストレスの面でも、それ以外の対人関係や社会的活動の面でも、プラスの影響をもたらすだろう。

「どん底」を味わう体験

人間は成長し、変わることのできる存在である。しかし、容易に変われない存在でもある。現状の自分というものにしがみついてしまうところもある。どんなに不都合を抱えていようと、また、このままでは困ることになると頭ではわかっていても、とことん困り切るまで、現状を続けようとすることも少なくない。

自分で早く気がついて、生き方を変えられれば、それに越したことはないのだが、そんなふうにはなかなかいかないようだ。どうにも変えざるを得ないような体験があって、初めて本気で変わろうと思い始め、回復のプロセスのスイッチが入ることが、むしろ多いのである。とことん落ちて、心の底から何とかしたいと思うような土壇場まで追い詰められる体験が、重い課題を抱えた人ほど、必要なのかもしれない。

つまり、逆の見方をすれば、物事がうまくいかず、大ピンチだといえるときほど、抱えてきた課題を克服し、大きく成長するチャンスかもしれないということだ。そしてそうした状態のときには、運命的な出会いが起きることも多い。なぜなら、ピンチのときほど、人は救い手を必要としており、必要は発明の母だからである。弱り切ったときほど、しっかりかかわれば、強い絆が生まれるチャンスにもなる。本人にとって成長と回復のチャンスであるだけでなく、その人を支えようとしている者にとっても、安定した愛着を取り戻し、本人を回復軌道に乗せるチャンスなのだ。本人がピンチのときほど、しっかりかかわることである。

ただ、奈落《ならく》に落ちた状態のときには、一つ間違えば、命を捨ててしまうかもしれない。それは生きるか死ぬかのぎりぎりの状態である。そこから立ち上がれるかどうかを左右するのは、自分から何とかしようとする勇気をもてるかどうかかもしれない。

自殺企図をくり返した女性――ケース⑫

三十代前半の女性・和葉さん（仮名）が、希死念慮と、「人に会うのが怖い」と訴えて、クリニックを受診してきた。和葉さんは、三人きょうだいの真ん中に生まれ、小さいころは、大人しく手のかからない子だったという。

小さな工場を自営していたので、両親とも忙しく、おまけにいちばん末の妹が病弱で、そちらに母親の関心はとられてしまい、和葉さんは放っておかれることが多かった。彼女の面倒を見たのは主に祖母であった。大きな借金を背負っていた上に、景気が悪く資金繰りが苦しいことも度々で、両親の間にはいつも緊張感があり、怒鳴り合いのケンカは日常茶飯事であった。

和葉さんは、ひどいことを言われても何も言い返せないところがあり、いじめられることもあった。とくに小学五年生のときのいじめは陰湿で、その後彼女は、人に対する恐れを引きずるようになる。それでも、勉強はよくできた。それが彼女にとっての唯一の自信となっていた。

中学・高校と進学校で過ごし、特段の問題もないままに、一流で知られる国立大学に進む。将来は研究者になりたいと思っていた。

だが、大学に入ったころから、彼女は次第に情緒不安定になっていく。それまでは、目標とする大学に入ることに希望をもち、良い成績をとることで心のバランスをとっていたのだが、一流大学には優れた学生が大勢いて、成績も「優」どころか「良」や「可」を取るのがやっとということも増えた。彼女のプライドを支えていた優等生であるということも、維持できなくなってきたのである。

そのころから、「死にたい」という気持ちが心に巣食うようになり、ひそかに自傷行為をくり返すようになった。苦しくて仕方がなく、近くの心療内科に駆け込んで、薬の処方も受けるようになった。その薬を大量に飲み、最初の自殺企図をしたのが、大学一年の秋のことだった。親は、最初は慌て、一時的に優しくしてくれたが、三回、四回と重なるに連れて、「いい加減にしろ」「こっちの迷惑も考えてくれ」と逆ギレするようになった。親との関係は以前にも増して、冷え切ってしまった。

それでもどうにか、大学院に進学した。最初のうちは教授とも良好な関係で、成果を認められていた。しかし、その期待に応えて完璧に課題をこなそうとするほど、自分の限界にぶつかり、また自殺企図をしてしまった。

結局、大学院を辞めて、就職。そこでも最初は頑張っていたが、責任が増えるにつれて、潰れて自殺企図をするというパターンをくり返した。不本意ながら退職に追い込まれ、「何もかも失ってしまった」という絶望感だけが残った。そんな傷だらけの状態で、クリニックにやってきたのだ。

再生への第一歩

あまりにも状態が悪かったので、入院できる医療機関を紹介するか、正直迷った。しかし、途方に暮れた姿を見て、何とか支えてあげたいという気持ちに結局逆らえず、治療を引き受けることになった。ただ、絶対に自殺しないことを約束してもらい、これ以上状態が悪化するときは、入院になることも告げた。

通院とカウンセリングが始まったが、その表情はまだ暗く、何の希望も見つからないという様子だった。我々にできることは、彼女にとって少しでも安全基地となれるように、細心の注意を払いながら、彼女の話に耳を傾けることだけだった。

その甲斐あってか、少しずつ明るさが戻ってきたが、それでもまだ、無気力な生活が続いていた。

和葉さんが「親から見捨てられた」との思いを強く感じているのを見て取った担当医は、ご両親に一度会いたいのだが、来てもらえるだろうかと聞いてみた。和葉さんは、来てくれるかわからないと答えたが、担当医からの希望を両親に伝えることには同意してくれた。

それからまもなくして、ご両親がやってきた。担当医は、両親が来てくれたことに感謝を述べてから、和葉さんの病状を説明した。

いろいろ事情が重なって、ご両親も大変だったでしょうが、和葉さんも寂しい気持ちを我慢してやってきたこと。ご両親に認めてもらおうとして、学業で頑張っていたが、それが思うようにいかなくなったとき、自分を支えきれなくなって一気に自己否定が強まってしまったこと。自分は何をやってもダメな人間で、生きている値打ちもないと思っていること。そこを何とかしないと、いずれ和葉さんは死んでしまう危険も大きいこと。

そしてそれを避けるために、何とかご両親の力を貸してほしいとお話ししたのである。

ご両親は涙ぐみながら、和葉さんに寂しい思いをさせてきたことを振り返り、「自分たちにできることがあれば、してやりたい」と話された。そこで、安全基地となるために気をつけること、そして、何よりも親らしい優しさが大切であることをお伝えした。

優等生ではない自分を受け入れる

和葉さんの顔に明るさが戻り始めたのは、それからだった。希死念慮を口にすることがなくなり、何か自分にできることを始めたいと、就労移行支援事業所を探してきて、通い始めたのだ。

学業でも仕事でもうまくいかないことが続いて、「自分には何もうまくできることはない」と思い始めていた彼女にとって、就労移行支援事業所での体験は、自信を取り戻すきっかけになった。いきなり就労にチャレンジするのではなく、訓練的な取り組みにハードルを下げて始めたことが、良かったのである。

それまでの和葉さんは、何事も優等生の自分しか認められなかった。それゆえ頑張りすぎて、無理が限界を超えてしまうことをくり返していた。誰だって、そんなに頑張れば疲れ切ってしまうのだが、もう頑張れない自分をダメだと全否定し、自殺企図に走ってしまっていた。

その意味で、背伸びをやめ、小さな目標でも価値があると思えるようになったことは、大きな進歩だったのだ。

その後、仕事に就いたが、仕事の関係で知り合った彼氏と結婚。今は、専業主婦となって子育てに励んでいる。激動の時代がウソのように、平穏な暮らしを手に入れている。和葉さんにとって何よりうれしかったのは、両親もとても和葉さんの子どもを可愛がってくれることである。

どん底にまで落ち、絶望の淵《ふち》に沈んだ和葉さんだったが、そこから再生のプロセスが始まったといえる。半ば彼女のことをあきらめ、手を引いてしまっていた親も、危機感を新たにし、本気でもう一度かかわってくれたことも大きかった。

それまでは、両親に認めてほしいと、無理な目標を自分に強いていたが、親も「無理しなくていい、生きていてくれるだけでありがたい」と、接し方を変えたことで、ゆったりとしたペースで回復することができた。

そして、親から彼氏へと、支え手のバトンパスもうまくいったようだ。

今の自分を受け入れるためには――過去のこだわりを捨てる

愛着障害を抱えている人の根本には、「ありのままの自分を受け入れることができない」という課題がある。そしてそれを乗り越える訓練として、マインドフルネスや瞑想をすることも助けになるのであるが、やはりここでも大きいのは、「親が今の自分を受け入れてくれているかどうか」なのである。

愛着修復的アプローチにおいて、親の見方を変える働きかけに力を注ぐのは、そのためであり、実際、和葉さんのケースのように、親がかかわり方を変えることで、投げやりだった気持ちが、前向きに変化することは多いのである。

ことに親が、かつてその人にかけた期待にこだわり、その人の現状を否定的に見ている場合には、現状を親が肯定的に受け入れることができるようになるだけで、その人自身も今の自分を受け入れられるようになる。そうなって初めて、「もう頑張っても仕方がない」と思っていたのが、「自分なりに少しずつやってみようか」と思えるようになるのだ。

しかし、親がなかなか変われない場合も、やはりある。親が変わろうとしようがしまいが、最後にはその人自身が、「かつてのプライドやこだわり」を捨てることができるかどうかである。この和葉さんのように、一流の大学を出て、優秀だった人でなくても、それなりに能力があり、プライドもある人の場合には、自分の現状を期待外れと感じてしまうと、なかなか受け入れることができない。「自分が期待するレベルのことができないのであれば、もう何もしたくない」と思ってしまい、投げやりになることも多い。

そこでやはり効いてくるのが、「どん底を味わった体験」なのである。軌道を大きく外れ、「もはや自分の人生はこれまでか」と思うような絶望的な状況を、身をもって味わうことによって、それまでとらわれていたプライドや価値観を捨てることができるのである。

だからこそ、ピンチはチャンスなのである。そこそこうまくいっているときには、人間は変われないし、大きな成長もない。行き詰まったときこそ、変われるチャンスなのである。

弱ったときにこそ、出会いも生まれる

また、ピンチがチャンスになりやすい理由の一つは、そういうときこそ、その人に必要な出会いや深い絆が生まれやすいということである。

弱っているとき、安心感の拠り所を求めようとする愛着システムが活性化しやすい。元気なときなら人に頼らないような人でも、弱っているとき、どん底のときには、人を身近に感じていたいと思う。心のうちまで打ち明けられるかどうかはともかく、メールをしたり、電話をかけたり、安心できる人に会いたいと思う。普段は人に相談などしない人でも、誰かに話を聞いてほしいとか、意見を聞きたいと思う。

そうなる理由は、不安が高まった状況に対して「愛着システム」のスイッチが入り、愛着行動が増加することによる。そして愛着行動は、出会いを引き寄せたり、人との関係を親密にしたり、その人が今必要とする助けをもたらす。

愛着は、個人を超えて備わった相互扶助システムでもある。だから、誰かが助けを求めようとしておこなう愛着行動に対して、回避型の人は別として、周りの人は「求めに応えよう

とするスイッチ」が入るようにできている。

それゆえ、相手をよほど間違わない限り、愛着行動は相手の応答行動を引き出し、それによって、助けを求める人と助ける人の関係が生まれる。

しかも面白いことに、助ける行動をおこなうと、人は自分が助けた相手に愛着を覚え、特別な関係が育ち始める。母親は、お祖母《ばあ》ちゃん子よりも、自分が世話をした子どもの方が可愛く感じることが多いが、同様に多くの人は、助けを求めてきた人の面倒を見ているうちに、その人に対して他人以上の気持ちをもつようになりやすいのだ。

さらに、そういう出会いにおいては、自分のいちばんの弱みやダメな部分もさらけ出しているので、余計に深い信頼が生まれやすい。実際、人生最大のピンチにおいて、人生の最高の出会いに恵まれるということは、しばしば起きることなのである。

ドストエフスキーと妻アンナ――虐待の中で育った文豪

『罪と罰』『カラマーゾフの兄弟』などの傑作で名高いロシアの文豪ドストエフスキーの前半生は、苦難に満ちたものであった。

父親は、モスクワ大学医学部出身の軍医だったが、偏執《へんしつ》的な人格の人物で、子どもたちを極めて厳しく育てた。母親も早くに亡くなり、愛情不足と虐待の中で育ったドストエフスキーは、かなり重い愛着障害を抱えていたようだ。父親は農奴《のうど》の恨みを買い、殺されるという末路をたどっている。

可愛がられる経験を一度もしたことのない人にありがちなのだが、ドストエフスキーは社交が苦手で、情緒不安定な上に、相手の神経を逆なでするような行動が多かった。そのため、処女作『貧しき人々』で華々しくデビューを飾ったものの、多くの人が、ドストエフスキーの人となりを知るにつれ愛想をつかしてしまい、文壇でもたちまち孤立してしまった。

金銭感覚も破綻していて、目先の金欲しさに不利な約束をしてしまい、生活もどんどん追い詰められていった。あげくの果てには、過激分子との付き合いから、皇帝の暗殺未遂事件に連座したとの容疑で摘発され、死刑判決まで受けてしまう。

それは、いわば見せしめのためで、銃殺刑の直前に恩赦で死刑は中止されたが、精神的には一度死んだも同然だった。その後はシベリアの極寒の地オムスクの監獄で四年の刑期を務め、釈放された後もキルギスの荒涼とした町に留め置かれ、結局十年も流刑地生活が続いたのである。

流刑地で出会った子持ちの女性と最初の結婚をした。いろいろと問題の多い女性だったが、ドストエフスキーの大きな支えとなったことは間違いない。連れ子の息子も、ドストエフスキーは我が子のように面倒を見た。それは彼が初めて味わった家庭的な幸福であった。だが、女性は出会ったときにすでに結核を抱えていて、病状は徐々に進行していった。

ようやくモスクワに戻ることを許され、兄が創刊した雑誌に執筆することになった。オムスクでの監獄生活をヒューマニスティックに描いた『死の家の記録』が評判になり、前途は順調かと思われたが、まだドストエフスキーの苦難は終わらなかった。兄の雑誌が官憲のいやがらせで発禁処分になり、さらにその混乱のさなか、妻が、そして雑誌の再刊のために奔走していた兄までが亡くなってしまったのだ。残ったのは、莫大な借金だけだった。

絶体絶命の中で現れた女性

兄の雑誌を何とか続けようと悪あがきをしたことが裏目に出て、借金は一万五千ルーブルにも膨らんでしまった。さらにドストエフスキーを追い詰めたのは、目先の金欲しさに、悪《あく》辣《らつ》な出版社と結んだきわめて不利な契約で、あとひと月ほどの間にもう一篇の長編小説を書きあげねば、これから九年間に書かれる作品の出版権が、すべて無償でその出版社のものになってしまうというのである。そんなことになれば、借金を返すどころか、作家として生活することも無理になる。

そんな絶体絶命の状況で、ドストエフスキーの前に現れたのが、速記ができる二十歳の女性アンナだった。彼女はドストエフスキーの読者でもあったが、ドストエフスキーに対する最初の印象はそれほど良いものではなかった。だが、彼が大変なピンチにあり、助けを必要としていることだけはよく理解できた。ドストエフスキーが率直に実情を打ち明けたからだ。

それから、二人の共同作業が始まる。速記で口述筆記したものを、翌日には清書するということを二十六日間続けて、『賭博者《とばくしゃ》』を完成させたのだ。アンナの助けなくては、とてもできないことであった。その間に二人は、お互いを愛するようになっていた。

二十歳以上の歳の差があり、持病があり、しかも借金まみれで、作品に描いたとおりの賭博癖がいまだに治っておらず、先妻の連れ子や亡くなった兄の遺族など扶養家族もどっさりいるドストエフスキーは、二十歳の娘が結婚相手に選ぶにはおよそ理想的でない相手だったが、その彼のプロポーズを、アンナは受け入れたのである。

賭博癖さえ克服する

それもドストエフスキーが、彼女の助けと救いを切実に必要とする状態だったからということがあるだろう。それほどひどい状態だったからこそ、真の救い手と出会えたのである。

その逆を考えてみれば、それは明らかだ。ドストエフスキーがトルストイのように成功した作家で、財産にも地位にも恵まれていたら、アンナのような存在に出会えただろうか。

トルストイが手に入れた妻は、彼の安全基地とはとうてい言えない存在だった。家に居場所をなくした老トルストイは、家から逃げ出したあげく、駅のベンチで亡くなったのである。結婚から十三年後、妻や家族に優しく見守られて臨終を迎えたドストエフスキーと、何という違いだろう。

アンナという支えを得たことは、ドストエフスキーにとって人生最大の幸運であった。ドストエフスキーは、安定した愛情でいつも自分のことを優先的に考えてくれる伴侶《はんりょ》を手に入れただけでなく、初めて実子をもつこともできた。家事を見事にきりもりしただけでなく、金銭の管理にも長けていたアンナの内助の功により、借金を次第に返済し、ついに貯金ができるまでになる。創作活動も、新しい境地を開き、『白痴』『悪霊』『未成年』『カラマーゾフの兄弟』という傑作群が続々と生み出されることになった。

長年、ドストエフスキーに取りついていた賭博癖さえも、アンナの支えによって、ついに克服できた。アンナは最初のうちは、お金をもつと、つい賭博場に走って、有り金を使い果たさずにはいられないドストエフスキーを理解できず、嘆いたり、あきれたりしたのだが、それでも夫が賭博熱を断ち切れずに苦しんでいるさまを見て、自分からお金を差し出し、賭博に行くことを勧めさえした。

そうなったとき、ドストエフスキーは、そこまで自分のことを大切に考えてくれる妻の愛情に心を打たれ、きっぱりと止めてしまった。愛着の安定化が、重度の賭博癖にさえ終止符を打つことを可能にしたのである。アンナという安全基地を得たことで、ドストエフスキーは自らの愛着障害をついに克服できたといえるだろう。

「書く」という行為も安全基地に

安全基地となってくれるサポート役になかなか出会えないという場合には、他の方法で安全基地の代わりを求めることも必要になる。

そうしたものとして有用なものの一つは、日記や文章を書くことである。

安全基地とは、自分が求めたときに、ありのままに受け止めてくれる存在である。「書く」という行為は、黙って話を聞いてくれる話し相手に似ている。ありのままの思いを表現し、書き留めることは、吐き出すことによるカタルシス効果とともに、自分を客観視する練習にもなる。

夏目漱石、谷崎潤一郎、川端康成、太宰治、三島由紀夫……。日本文学で見ても、名だたる作家の多くは、深刻な愛着障害を抱えていた。彼らは、愛着障害を克服するために、作品を書き続けたともいえるほどだ。書くという行為にしか、安全基地を見出せなかったのかもしれない。もちろんそれで抱えているものを完全に克服できたわけではないが、少なくとも、彼らの苦難を意味あるものにするのには役立ったに違いない。

ドストエフスキーやヘルマン・ヘッセのように、書くという行為によって、自らの愛着障害と戦った人もいた。彼らは書くことによって、自分の味方を手に入れ、最終的に愛着障害との戦いにおいて勝利を収めた。

また、先ほども少し述べたように、愛着は相互的な現象であるため、自分が他の存在に愛情や世話を与えることによっても、愛着システムは活性化し、自分の愛着の傷を癒すことができる。このことも、愛着障害を克服する上では重要なことである。

安全基地となってくれる誰かに自分が大切にされることは、自分の努力だけでは実現しない課題であるが、逆に自分が他者の安全基地となり、その存在を大切にするということは、努力次第で実行可能である。

ペットや動物の世話をすること。困っている人の面倒を見ること。仕事で子どもや介護を必要とする人の世話をすること。そしてもちろん、自分自身の子どもを育てることも。

こうした体験は、愛着の傷を癒すチャンスとなる。実際、愛着の傷を抱えていて、「子どもをもつことなど考えられない」と言っていた人が、何かの間違いで親となってしまい、最初は愛せないのではないかと悩んでいたものの、生まれてから夢中で世話をするうちに子育てに喜びを感じるようになり、ご自身も安定するというケースもよく経験する。

また、若いうちは不安定な自分をもてあましていたが、子どもにかかわる仕事をしているうちに次第に安定し、その子たちの親代わりの存在として活躍するという場合もある。

児童精神科医の草分けとして知られるウィニコットや、児童分析の創始者ともいえるアンナ・フロイトは、自分自身の子どもをもつことはなかった。

娘とはうまくいかなくても、孫は可愛い——ケース⑬

薫美さん（仮名）は、両親との関係にずっと悩んできた。とくに父親とは小さいころから反《そ》りが合わず、ずっといがみ合ってきた。父親はかっとなるとすぐに手を上げるたちで、逆鱗《げきりん》に触れると、女の子だろうが容赦《ようしゃ》なく叩かれた。そんな父親のことがずっと嫌いだったし、三十代になった今も嫌っている。

母親も父親の言いなりの人で、薫美さんが父親とぶつかると、必ず父親の味方をし、悪いのは父親にたてつく薫美さんの方だと言われた。だから、心の底からは信用していない。自分には、誰も本気で味方になってくれる人はいないと思って生きてきた。

現在の夫と知り合ったとき、初めて自分のことをまるごと受け入れてくれる人に出会ったと感じた。それでも、夫のことを心から信用できるようになるのには、何年もかかった。夫の気持ちが変わらないと思えるようになって、プロポーズを受け入れた。

それでも、最初から夫に言い渡していたことがあった。「子どもをもつつもりはない」ということだ。自分のことでも精一杯なのに、母親などとうてい務まるとは思えなかった。だがなぜか、障害児の教育にかかわる仕事をするようになっていた。自分でもそんな仕事をするつもりがあったわけではない。自分には向かない仕事だと思っていたが、やり始めると、つい気持ちが入って、自分の体を痛めてしまうほど一生懸命にかかわった。

子どもを産んでもいいかなと思い始めたのは、そんなときだ。だが、自分が妊娠していることを知ったときには、すぐに後悔した。自分に子どもを愛せるだろうか。

迷ったすえ、産むことにしたものの、自信はなかった。胎動を感じるようになっても、可愛いとは思えなかった。お腹に大きな異物が入っている感じだった。不安を抱きながら、臨月を迎えた。

初めて子どもの顔を見たときも、可愛いとは思えなかった。そんな自分に焦った。産後は待ったなしで不眠不休の育児が始まった。夫は忙しく、不仲な親にも頼れず、慣れない育児で薫美さんはみるみる消耗していった。産後うつも加わって、子どもが泣いていても遠い世界のことのようにしか感じられないこともあった。限界だった。訪問していた保健師さんが介入して、子どもを一時保護することになった。

子育てが関係と愛着の修復のチャンスに

育児の負担がなくなり、また治療の効果もあり、薫美さんは元気を回復したが、問題はこれからだった。子どもを一時保護した子ども家庭センターは、子どもを母親のもとに戻すことをためらっていた。また同じ事態になってしまうことを危惧したのだ。

相談を受けた筆者は、むしろ課題は、本人と両親の関係にあるので、育児を両親がサポートする体制を組んでかかわってもらうことを条件に、子どもを母親のもとに戻すことを提案した。そうすれば、本人の負担が軽減するだけでなく、本人と両親の関係も改善するのではと考えたのだ。

その効果は期待以上であった。週に一日、育児を代わってもらっただけであったが、それで本人はうまく育児をこなせるようになっただけでなく、両親も孫とのかかわりを大変喜んだのである。ことに父親は、孫のことを夢中になって可愛がった。あれほど険悪だった父親の孫煩悩《ぼんのう》ぶりを、薫美さんは苦笑を浮かべながら、しかしとてもうれしそうに話すようになった。

その後も、問題なく子育てをこなすだけでなく、子どもを可愛いと思えるようになったと、薫美さんは話すようになった。薫美さん自身が抱えていた愛着の課題も、ピンチを乗り越えることで、むしろ克服するチャンスとなったのである。

愛着の課題を抱えた人にとって、子育ては困難を伴う面も大きいが、それを周囲が支えることで、関係修復につなげられるばかりか、本人が愛着の課題を改善するチャンスともなるのである。

仕事や趣味の場も安全基地になる――朔太郎を救ったもの

「人」が安全基地となりにくい回避型の人にとっては、仕事や趣味の世界が安全基地となることも多い。このことも、重要な事実に思える。仕事や趣味の場という距離を保った関係であれば、他者とも無難にかかわることができ、そうした体験を通して、人間的にも成長できる。そこに自分の居場所ができ、また、その道で周囲からある程度の評価を得ることができれば、自分の存在価値を保つことにもつながる。

『月に吠える』などの作品で知られ、「近代詩の父」と称賛される詩人の萩原朔太郎は、典型的な回避型の人物だった。「町へ行くときも、酒を飲むときも、女と遊ぶときも、僕は常にただ一人である」と自ら書いているが、その方が気楽に自由を楽しめたのである。

開業医の長男として生まれ、生来虚弱で神経質だったことに加えて、過保護・過干渉に支配されて育ったことにより、主体性の侵害が起き、適応力を育み損ねたようだ。

そんな朔太郎にとって、学校での体験は、きわめて苦痛に満ちた、過酷な時間となった。イジメを受けることで、愛着は傷つき、相手にどうせ受け入れられないと思って、人に心を開くことのできない「恐れ・回避型」の愛着スタイルを身につけてしまったと思われる。

さらに追い打ちをかけるように、青年期に入るころから、朔太郎は、強迫観念に悩まされるようになる。好意をもっている相手に親しみを込めて語りかけようとすると、まったく正反対の罵り言葉が思い浮かんで、口をついて出そうになってしまうのだ。それが怖くて、友人付き合いもできなくなってしまう。

自分が悪いことをしてしまうのではないかという強迫観念は、厳しく躾《しつ》けられた真面目な人に多く、実際には、悪いことをする可能性などほとんどないのだが、それをしてはいけないと思うと、余計にしてしまうのではないかと不安になってしまうのだ。

朔太郎は三十二歳で結婚して、娘が二人できるが、結婚生活は朔太郎には、かなり不自由で窮屈なものと感じられたようだ。結局、十年で破綻。二人の子どもを残して、妻は実家に帰ってしまう。翌年には、朔太郎にとって大きな存在だった父親が亡くなるということもあり、朔太郎はどん底の時期を迎える。酒量ばかりが増え、詩作は停滞し、生活はすさんだ。

そのとき窮地を救ってくれたのは、妹の助けであり、また詩や文章を書く仕事であった。

妹は、幼いころから兄のことを尊敬していたが、兄がピンチと見るや、兄のところにやってきて、家事や子どもの世話をし、生活を立て直してくれた。そして、何よりも、安全基地として朔太郎を支えたのである。妻とのぎくしゃくした関係から解放され、家庭の状況が落ち着くにつれ、仕事も前以上にこなせるようになったのだ。

それだけではない。あれほど人付き合いを嫌い、孤独癖の強かった朔太郎が、社交を楽しむようにさえ変わっていった。家庭の安定と仕事の両方が、安全基地としてうまく機能することで、朔太郎の愛着障害は、少しずつ克服されていったのである。

離婚の傷を抱えた女性の回復——ケース⑭

澄美子さん（仮名）の父親は、とても優秀な弁護士だった。母親との間に緊張感があることは感じていたが、澄美子さんには優しい父親で、父親は弁護士として、弱い者の味方として戦っていると信じていた。それだけに、小学四年のとき、父親が愛人を作って家から出ていったときには大きなショックを受けた。

そのころは理解できなかったが、母親は男勝りな性格で、女性としての優しさや思いやりにはどこか欠けたところがあったのだと思う。

思春期になり澄美子さんは、そんな母親といがみ合うことが増えるにつれ、いなくなった不在の父親が、いつしか理想化されていったのかもしれない。

大学在学中に父親が亡くなったとき、澄美子さんは大きな喪失感を覚えた。その喪失感を埋めてくれたのが、それから間もなく出会った弁護士志望の男性だった。社会を良い方向に変えようという理想を語る男性に、澄美子さんはたちまち惹かれていったが、そこには失われた父親への思いがあったに違いない。

　司法試験を目指す夫を支えるため、英語の得意な澄美子さんが大学の秘書として働いて、生活費を稼いだ。幸い夫は試験に合格し、弁護士となる。経済的にはそれほど裕福とは言えなかったが、社会派の弁護士として活躍する夫を、澄美子さんは誇りに思っていた。澄美子さん自身も事件の資料集めを手伝ったりした。扱った事件が良い方向に解決したときには、夫と手を取り合って喜んだこともあった。

　しかし、二児が生まれ、澄美子さんも子育てで忙しくなり、また生活のために、夫はもっと実入りのいい仕事を引き受けるようになった。金回りが良くなり、贅沢も少しはできるようになったが、「そんなことは望んでいないのに」と思うこともあった。夫も変わったなと思ったのは、ブランド物の高級スーツやカバンを平気で買うようになったことだった。以前の夫は、そういうことを軽蔑していたのだ。

　夫との関係に問題があるとは感じていなかったし、世間的に見れば、理想的な夫婦だと思われていた。しかし夫に対して、何か以前ほど尊敬できないものを感じていた。そんなとき、ショッキングなことが発覚する。夫が事務所の若い秘書と関係していることを知ってしまったのだ。

夫の不実をどうしても許せなかった澄美子さんは、うつ状態になる。夫と歩む人生以外のことは、考えたこともなかったので、その夫に裏切られた今、もうすべてが終わったように感じられてしまったのだ。いっそのこと死のうかと思ったことも何度かあった。だが、子どものことを考えてどうにか踏みとどまった。それに、自分が死んでしまえば、夫は喜んで、愛人の女と再婚すると思ったのだ。意地だった。

しかし、夫との関係は冷え切ったまま。夫婦でいることの意味は、ただ夫への罰の意味だけだったかもしれない。それに、自分がいちばん嫌だったこと、つまり自分の母親と同じようになってしまったことを、認めたくなかったのだ。

だが、憎しみに生きることは、心を腐らせるばかりで、このままでは自分はダメになると思った澄美子さんは、ついに離婚を決意する。

父親の喪失による失望を、自らの手で回復する

別れた後も、しばらくは、心の傷跡を引きずったままで、何をする気力も湧かなかった。うつ状態が遷延《せんえん》する澄美子さんの治療に、筆者が携わるようになったのは、その段階でのことである。

世間から羨《うらや》まれるような夫婦だっただけに、夫の不実やその後のゴタゴタについて、澄美子さんは誰にも話さずに我慢していたことも多かった。彼女の心が受けた衝撃を、本当の意味で理解するためには、彼女のこれまでの人生を幼いころから振り返り、一つ一つの出来事を語ってもらう必要があった。

彼女はこれまで誰にも話せなかった思いを、ありったけ語り、そして泣いた。その思いを受け止め続ける中で、澄美子さんは落ち着き、次第に元気を回復していった。

しかし、ここまでは、治療者が安全基地となることができたとしても、この先、彼女が真の回復を遂げていくためには、彼女にとっての新たな安全基地を、身近な生活の中に見つけ出し、手に入れていく必要があった。

そんなとき、澄美子さんは自分から、「あるボランティアの仕事をやってみたいと思うのですが、どうでしょう」と相談してきた。きっとそれはいいきっかけになると思った筆者は、そんなふうに考えられるようになったことを喜び、「気軽に試してみたら」と、少し自信がなさそうな澄美子さんの背中を軽く押した。

「わかりました」とうれしそうに笑って帰っていくと、澄美子さんは翌月から、そのボランティアの仕事を始めた。英語力を活用できるボランティアで、澄美子さんは自分にも役立てる仕事があるということが、とてもうれしかったようだ。その活動について、来るたびに喜々として報告してくれた。

それからもう何年もたったが、今も澄美子さんは元気にその活動を続け、充実した日々を送っている。ボランティア活動を通して知り合いも広がり、弁護士夫人として暮らしていたころよりも、生き生きとしている。

ご自分でも、「あのとき離婚を決意して良かったと思っている」と語り、「自分の中に、夫に対する失望があって、夫はどこかでそれを感じ取って、自分を心から尊敬してくれる存在に走ったのかもしれない。だけど、夫が先に裏切ってくれたので、内心嫌気がさしながら夫婦を続けるということをしなくて良くなった。おかげで、自分らしい人生を取り戻すことができたのだと思っている」と、笑いながら話せるようになっている。

澄美子さんの場合、新たな安全基地となった存在は、再婚相手などの特定の人物ではなく、彼女が子どものころから憧れていた、「困っている人の味方になるという生き方をする」ことだった。そこで出会った人たちを支えること、つまり彼女自身がその人たちの安全基地となることが、彼女に安全基地を与えてくれたのである。

そこには、彼女自身が尊敬する父親を、小学四年生のときに失ったという心の痛手も関係していただろう。弱い者の味方であったはずの大好きな父親が、不倫に走り、母親を泣かせるという事態に、まだ少女だった澄美子さんは大きな衝撃を受けた。失われた父親を取り戻そうと、彼女は夫に理想の存在を求めたが、それも裏切られてしまう。

結局、誰かにその役を求めるのではなく、彼女自身が、父親にしてほしかったことを困っている人々におこなうことによって、子ども時代に味わった大きな失望を回復させようとしていたに違いない。

子ども時代の不足を取り戻す

愛着障害の人は、子ども時代に満たされなかった大きな欠落を抱えている。その克服は、ある意味、子ども時代を取り戻し、そこでできなかった甘えを甘え直し、やりそこなった子どもらしい体験をやり直すことかもしれない。

回復の過程で、子ども返りをしているように甘えたり、子どもがするような遊びや空想に夢中になったりすることもある。あるケースでは、母親が看護師として忙しく働き、夜勤も多かったため、夜も幼い娘を祖母のもとに残していかねばならなかった。成長して問題を抱えるようになった娘に向き合う中で、小さいころに寂しい思いをさせてきたことを思い起こした母親は、すでに二十歳をすぎた娘に、幼い子にするように添い寝をし、童話を読んでやった。それを半年ほど続けたとき、娘の状態は落ち着きを取り戻し、希死念慮や自傷行為も消え、やがて子ども返りした状態もなくなっていったのである。

今まで品行方正だった人が、あまり道徳的でないことをしたり、何かにのめり込んだりしているときというのは、じつは不足しているものを取り戻し、愛着の傷を少しでも和らげようとする自己治癒の試みであることも多いのである。アルコールや薬物に溺《おぼ》れることも、買い物やセックスに依存することも、そこに求めているのは、その興奮や陶酔に自分を忘れることであり、オッパイをたっぷり与えられて眠りに落ちる赤ん坊のように充足を感じることなのである。

あなた自身の中に、安全基地は育める

不足が大きいほど、それを補うことは容易ではないのだが、その欲求はあまりにも切実なので、すべてを犠牲にしてでも、求めずにはいられない。愛人を作って家庭を壊してしまったり、子どもやそれまでの人生を捨てて、新しい生き方を求めることもある。

それもまた、克服されていない愛着の課題に振り回されて起きていることかもしれないが、同時に、抱えている安全基地への渇望《かつぼう》を癒し、それを克服するための試みとしておこなわれている場合もある。

しかし、そうした試みも、本当の安全基地を手に入れることができなければ、大きな痛みと損失だけを残して、無残な失敗に終わってしまうこともある。

大きな賭《か》けに出なくても、もっと誰も傷つけない形で、安全基地を取り戻すことができれば、それに勝ることはない。結局、安全基地とは、どこか遠くにあるというよりも、あなたの身近に、そして、あなた自身の中に育むことのできるものなのである。

あなた自身が身近な存在に対して、安全基地になれるように努めることで、あなたも安全基地を手に入れやすくなる。それは、少し心がければ、我々が日々の暮らしの中で、取り組めることなのである。

おわりに　人を救えない医学

これほど医学が隆盛を極め、莫大な医療費がつぎ込まれているにもかかわらず、人々の幸福度は下がりつづけ、心を病む人も増えつづけている。しかも、その人たちを苦しめる問題の多くに、医学は有効な手立てを提供できなくなっている。

かつてはあまり悩まされることがなかったような問題で、多くの人が苦しみ、幸福に生きることなど、現実性を欠いた夢物語になりつつある。生きること自体に喜びも価値も感じることができず、自分が存在することにさえ違和感を覚えたり、虚しさを感じたりする人も多い。

また、対人関係においても、他の人といることが煩わしく、喜びよりも苦痛ばかりを感じてしまうという人も増えている。人を心から愛したり、受け入れたりすることが難しく、我が子や配偶者にさえ愛情や親しみを感じられないという人も珍しくない。

こうした問題の背景に、愛着障害という困難がひそんでいるということが、ようやく認識されるようになったが、今起きている事態の深刻さは、そうしたことが一部の人にだけ見られる特別な問題ではなく、程度の差はあれ、一般人口の何割もの人にそうした兆候が認められるようになっているということである。

それは何を意味するのか。そのことを考える上で忘れてはならないのは、愛着システムは、対人関係だけでなく、人々の生存や心身の健康を支える根幹にかかわる仕組みだということである。そこが不安定になり、うまく機能しなくなるということは、我々の心身の健康を守る仕組みが機能不全に陥りやすくなっているということである。

医学がいくら病気を診断し、治療を施そうとしても、生命の土台ともいえる愛着システムがうまく機能しなくなると、治療効果云々《うんぬん》の前に、治療すること自体が無意味になっていく。なぜなら、愛着こそが、生きることの原動力を与えてくれるものであり、それを失うことは、生きようとすることが、そもそも意味をもたなくなってしまうからだ。

多くの人が、生きることに、その意味や喜びを失いかけていることは、生物としての人間が何十万年、何百万年にもわたって維持しつづけてきた愛着という仕組みが、崩壊の危機に直面しているという事態を映し出しているように思える。

医学には手に負えない問題が、愛着に働きかけ、愛着システムを強化するアプローチによって、しばしば改善するという事実は、まさに我々を苦しめているものの正体が、医学的な病である以上に、愛着という仕組みがダメージを受けることによって引き起こされた愛着システムの障害の産物であるということを裏付けているだろう。そのことは同時に、我々が直面している問題に対してどう対処すればよいのかを、明確に示しているように思える。

末筆ながら、本書の執筆を根気よくサポートしていただいた光文社新書編集部の草薙麻友子氏と、頼もしい協力者である大阪心理教育センターの魚住絹代氏はじめカウンセラーの諸氏に、心からの謝意を記したい。

二〇一六年十月

岡田尊司

主な参考文献

『母子関係の理論』新版Ⅰ、Ⅱ、Ⅲ　J・ボウルビィ著　黒田実郎ほか訳　岩崎学術出版　1991
『成人のアタッチメント　理論・研究・臨床』W・スティーヴン・ロールズ、ジェフリー・A・シンプソン著　遠藤利彦他監訳　北大路書房　2008
『愛着と愛着障害』V・プライア、D・グレイサー著　加藤和生監訳　北大路書房　2008
『シック・マザー　心を病んだ母親とその子どもたち』岡田尊司　筑摩選書　2011
『愛着障害　子ども時代を引きずる人々』岡田尊司　光文社新書　2011
『愛着崩壊』岡田尊司　角川選書　2012
『回避性愛着障害　絆が稀薄な人たち』岡田尊司　光文社新書　2013
『生きるのが面倒くさい人　回避性パーソナリティ障害』岡田尊司　朝日新書　2016
『愛着と精神療法』D・J・ウォーリン　津島豊美訳　星和書店　2011
『愛着障害と修復的愛着療法　児童虐待への対応』テリー・M・リヴィー、マイケル・オーランズ著　藤岡孝志+ATH研究会訳　ミネルヴァ書房　2005
『メンタリゼーション・ハンドブック　MBTの基礎と臨床』J・G・アレン、P・フォナギー著　狩野力八郎監修　池田暁史訳　岩崎学術出版　2011
『ヘレン・ケラーはどう教育されたか　―サリバン先生の記録―』サリバン著　遠山啓序、槇恭子訳　明治図書　1973
『ドストエフスキイの生活』小林秀雄全集第五巻　新潮社　1967
『回想のドストエフスキー』1、2　アンナ・ドストエフスカヤ著　松下裕訳　みすず書房　1999
『ドストエフスキー伝』アンリ・トロワイヤ著　村上香住子訳　中公文庫　1988
『評伝　ヘルマン・ヘッセ――危機の巡礼者』ラルフ・フリードマン著　藤川芳朗訳　草思社　2004
『僕の孤独癖について』萩原朔太郎全集　第九巻　筑摩書房　1976
"Nurturing Natures Attachment and Children's Emotional, Sociocultural and Brain Development", Graham Music, Psychology Press, 2011
"Attachment in adulthood; structure, dynamics, and change", Mario Mikulincer & Phillip R. Shaver, The Guilford Press, 2007
"Handbook of Attachment: Theory, Research and Clinical Application." Edited by J. Cassidy and P. shaver, Guilford Press, 1999

岡田尊司（おかだたかし）

1960年香川県生まれ。精神科医、作家。東京大学文学部哲学科中退、京都大学医学部卒、同大学院にて研究に従事するとともに、京都医療少年院、京都府立洛南病院などで困難な課題を抱えた若者に向かい合う。現在、岡田クリニック院長（枚方市）。日本心理教育センター顧問。著書に『愛着障害』『回避性愛着障害』『愛着障害の克服』『死に至る病』（以上、光文社新書）、『母という病』『父という病』（以上、ポプラ新書）、『夫婦という病』（河出文庫）、『マインド・コントロール 増補改訂版』（文春新書）、『パーソナリティ障害』（PHP新書）、『アスペルガー症候群』『境界性パーソナリティ障害』（以上、幻冬舎新書）など多数。小笠原慧のペンネームで小説家としても活動し、『DZ』『手のひらの蝶』『風の音が聞こえませんか』（以上、角川文庫）、『サバイバー・ミッション』（文春文庫）などの作品がある。

愛着障害《あいちゃくしょうがい》の克服《こくふく》 「愛着《あいちゃく》アプローチ」で、人《ひと》は変《か》われる

2016年11月20日初版1刷発行
2023年10月10日　　13刷発行

著　者 —— 岡田尊司
発行者 —— 三宅貴久
装　幀 —— アラン・チャン
印刷所 —— 堀内印刷
製本所 —— ナショナル製本
発行所 —— 株式会社光文社
東京都文京区音羽1-16-6(〒112-8011)
https://www.kobunsha.com/
電　話 —— 編集部03(5395)8289 書籍販売部03(5395)8116
業務部03(5395)8125
メール —— sinsyo@kobunsha.com

 ISBN 978-4-334-03956-1

849
島耕作も、楽じゃない。
仕事・人生・経営論
弘兼憲史

会社員を経て42年間漫画家として一線で活躍し続ける著者の、知られざる仕事の極意とは。島耕作にも影響を与えた、柳井正氏ら強烈な個性を持った経営者6人の哲学も紹介。

978-4-334-03952-3

850
消えゆく沖縄
移住生活20年の光と影
仲村清司

この二十年の間に、沖縄はどう変化したのか――。「沖縄ブーム」「沖縄問題」と軌を一にし、変質していく文化や風土などに触れ続けてきた著者が〈遺言〉として綴る、素顔の沖縄。

978-4-334-03953-0

851
デスマーチはなぜなくならないのか
IT化時代の社会問題として考える
宮地弘子

「ブラック」では片づけられない真実《リアル》――当事者の証言の分析から明らかになった驚愕の事実とは? 自らソフトウェア開発に携わっていた、新進気鋭の社会学者による瞠目すべき論考!

978-4-334-03954-7

852
本当に住んで幸せな街
全国「官能都市」ランキング
島原万丈+HOME'S総研

豊かに楽しく生きられる、魅力的なまちとは何なのか?「官能」をキーワードに、生活者の都市に対するリアルな評価を可視化し、近未来の都市のイメージを探っていく。

978-4-334-03955-4

853
愛着障害の克服
「愛着アプローチ」で、人は変われる
岡田尊司

あなたの不調の原因は、大切な人との傷ついた愛着にあった。ベストセラー『愛着障害』の著者が、臨床の最前線から、奇跡の回復をもたらす最強メソッドと、実践の極意を公開する。

978-4-334-03956-1